CARE

**Good Care ,
Good Living**

CARE

Good Care ,
Good Living

CARE
Good Care ,
Good Living

CARE

Good Care ,
Good Living

CARE
Good Care ,
Good Living

care 10
新三角關係

作者：楊啟正
插畫：陳俊言
責任編輯：劉鈴慧
美術設計：何萍萍
法律顧問：全理法律事務所董安丹律師
出 版 者：大塊文化出版股份有限公司
　　　　　台北市10550南京東路四段25號11樓
　　　　　www.locuspublishing.com
讀者服務專線：0800-006689
TEL：(02) 87123898　FAX：(02) 87123897
郵撥帳號：18955675
戶　　名：大塊文化出版股份有限公司

總 經 銷：大和書報圖書股份有限公司
地　　址：新北市新莊區五工五路2號
　　　　　TEL：(02) 89902588 (代表號)　FAX：(02) 22901658

排　　版：天翼電腦排版印刷有限公司
製　　版：瑞豐實業股份有限公司

初版一刷：2011年7月
定　　價：新台幣220元
ISBN：978-986-213-244-9
Printed in Taiwan

新三角關係

作者：楊啓正

目錄

序

完整醫療服務，
必須是身心不可分的「整體」

吳英璋／台灣大學心理系教授
前台北市教育局長

在我四十年教學的學生當中，啓正的善體人意與溝通效能是數一數二的！

這項特徵，於臨床實務工作場合尤其明顯，打從到醫院見習的第一天，他就充分發揮這項天分，在很有限的時間裡，與醫師、護理人員、指導他的臨床心理師、其他醫療伙伴、還有病房與門診的清潔人員等等，建立很不錯的「關係」。

因此他不只是由見習、實習中，學習臨床心理的專業知識與技能，還能很快地了解醫療團隊中其他專業領域的專長，以及醫療場域中服務患者的環境條件，所以他能很有效

率地注意到工作伙伴們、可以由臨床心理師提供服務的需求，而更重要的是，他能主動的符應需求提供服務。

人與生活環境是無法分開的「整體」，而一個人的身、心更是不可分的「整體」。強調科學取向的醫學領域在研究與應用上為了便於入手，將身、心分開來處置，然而任何一位患者都是身心統合的整體，也是與其環境（含家人、親友）的整體，所以完整的醫療服務必須是以這種「整體」作為基礎的出發點。

啓正以十個臨床案例的真實服務歷程，說明加入了心理層面的醫療服務功效及其操作的原則及具體作法。他一再強調這並不需要額外花太多時間，重要的是「整體」的觀點與關懷的心，我的臨床工作經驗亦支持他的強調。

這本書分享的是啓正設身處地站在「病人」的觀點，醫療伙伴如何提供更有效、更符合病人需求的服務。啓正囑咐我為這本書寫序，讓我有機會在出版前就能閱讀抽象的臨床互動經驗化為智慧的結晶，是種享受，更是種打從心底出來的喜悅與感佩。

提升醫病良性互動與雙贏

花茂棻／台灣大學心理系教授
兼臨床心理學組召集人

不良的醫病溝通，非但無法治癒病人的「生理問題」，反而衍生出不必要的「心理問題」，導致不必要的醫療資源的浪費，甚至引起不必要的醫療糾紛。

到目前為止，一般國人會去醫院看病，幾乎大部分是來自身體感到不舒服或出現症狀，明顯影響到日常活動的進行時，才採取的動作。

「生理問題」的解決，是病人或其家屬尋求醫療幫忙，最主要的關注目標。事實上，第一線接觸病人以及其家屬的醫療人員，醫師與護理師，同樣的，也是以該問題——「疾病」，認為它是單一的問題，來處理，卻往往忽略掉病人以

及其家屬當下，正承受著對該問題可能伴隨、或已伴隨而來，有關「人」的問題；亦即「心理問題」的另一困擾，以至於影響該醫療人員與病人、或其家屬之間的溝通與關係的建立。

楊啓正教授，身為臨床心理師也是醫療團隊的成員，以他多年來在台大醫院神經外科醫療團隊中，診療病人的豐富經驗，透過實際接觸的臨床患者、家屬的經驗，以相當流暢易懂的文字寫成這本書，說明「臨床心理師」在醫療團隊接觸病人與家屬，進行醫療活動時，如何運用其專長結合其他成員的專業，將容易被忽略有關「人」的問題，給予適當的關注與處置，藉以達到妥善治療病人及解決其家屬擔憂照顧等問題，改善他們的生活品質，甚至回歸到病前水準的最終目標。

基於本書旨在如何提升醫療專業人員與病患及其家屬間的良性互動，來帶動醫療活動的順利進行，達成雙方雙贏成效的目標，因此是一本值得閱讀的好書。讀者無疑是全面性的，不止包括書中的主角，醫療團隊的各方專業人員、病患、及其家屬，更涵蓋一般的大眾們。

醫病溝通技巧及態度，
是醫學教育的必備能力

葉炳強／輔仁大學醫學系主任
耕莘醫院神經醫學中心主任
台大醫學院神經科兼任教授

醫療工作不僅需要很多不同專業人員投入，也需要病患與家屬的參與以及系統與制度的運作。

要維繫專業人員、病患、家屬的三角關係運作，「良好的溝通」是最重要的元素。因此，「溝通技巧及態度」是各國的醫學教育委員會所公認的醫學教育必備能力——不論在醫學院求學期間或畢業後。

良好的溝通有很多好處，簡單可以歸納成下列八點：(1)能增進醫病關係；(2)增強診治能力；(3)協助醫療抉擇；(4)增進團隊能力；(5)增進團隊和諧；(6)避免緊張關係；(7)避免醫療糾紛；(8)減少醫療訴訟。

　　既然「良好的溝通」如此重要，台上的老師該如何教導、台下的學生該如何學習，就是一門很大的學問。我自己在醫學系負責「溝通技巧」這一門課，深感老師如何能夠教好這門課程，提高學生的興趣並不容易，甚至困難重重。因為「溝通技巧」被學生視為「人文」、「通識」、「營養」的「軟性科目」，這門課不用背誦且容易及格，不像生化、解剖、生理、藥理等專業科目，因此學生們大多不積極參與。

　　如何讓「溝通」這門課的內涵能與醫學接軌，且能有趣生動，教材的設計就很重要。楊啟正老師的大作《新三角關係》就完全符合這個基本要求，楊老師透過十個案例的故事，生動而有趣的把溝通的不同面相與影響元素，巧妙的隱藏在故事內，在每一篇故事後面也進一步深入淺出地把原則及要點逐一摘要出來，讓讀者能有興趣且印象深刻的看小故事學大道理。本書成功的把握了溝通的第一步：讓接受的一方願意打開溝通的管道。

　　楊啟正老師秉持他在碩士、博士的治學嚴謹態度，並結合他豐富的臨床心理學經驗，完成這本重要的著作；本人樂意向各位讀者推薦此書。

同理心、傾聽、說明、接納與引導

黃勝堅／台大醫院神經外科主治醫師
　　　　台大醫學院外科助理教授

醫病溝通的過程中，醫療人員會傾向把「病情重點」在跟病人解釋過就行了，而忽略了病人或家屬「一直問、一直問」是反射了「現在到底病是怎樣了」的焦慮心情。

楊啓正老師是我多年的工作伙伴，身為臨床心理師的他，在臨床工作上給予醫療團隊許多幫助，更重要的是，病人與家屬也因此而真正的受惠。與他多年的合作當中，不知不覺的受到他的潛移默化，感受到「溝通」實在重要；同理心、傾聽、說明、接納、引導等等技巧，應用在臨床實務當中受用無窮。

楊啓正老師將他多年的溝通經驗，以小故事的方式呈現

在書中；其中描述了病人及家屬常見的心理問題與情緒，許多狀況不是用藥物或者是安排檢查可以處理的，他們需要只不過是被關心與被理解。

其中我特別喜歡的章節如下：

第二章「寫字板」，描寫一位脊髓損傷女性病人的故事，因為氣管切開術無法說話、靠著寫字板溝通，需要無比的耐心與愛心：

所謂「多給 3 秒鐘」：「等待」，絕非是要請醫護人員，像我們臨床心理師一般，一次至少要花個 40–50 分鐘，聆聽病人講述病情、心情轉轍；而僅是在與病人互動的過程中，請抓住「多給 3 秒鐘」的概念即可，「請有耐心的用「心」傾聽！

第四章「一直問一直問」，呈現病人及家屬常見的焦慮，也是醫療人員常碰到的困境，文中告訴讀者如何解決這樣的問題。重複一直問相同的問題：這樣的焦慮，有時是太過的擔憂，造成了一個令醫療人員聞風喪膽的結果，就是「重複一直問相同的問題」。

第六章「三色游移」,生動的描寫出加護病房中醫病互動的無奈:急於知道病情的家屬、工作繁忙的護理師;在那一個剎那,看見三種顏色:穿梭的白(醫師的白袍)、忙碌的粉(護士小姐的衣服顏色)、與不知所措的綠(家屬的隔離衣顏色),各自無交集的在游移著……大家都知道醫師護士很忙!但是——

第一印象的建立,絕對不會是在「要花那麼多時間」;反而重點應該放在,怎麼樣讓病人或家屬在「短短的幾秒鐘內」有好的感受、有受尊重的感受。

第八章中「尷尬的一片死寂」,描寫加護病房中常見的情境——悲傷與沉默,其實這是溝通當中最難的一課,面對傷心欲絕的家屬,不同於一般醫護人員的迴避與冷漠,楊啓正老師選擇的是等待與陪伴:

試著把沉默,也當作是一種病人或家屬與醫療人員的溝通方式,可惜大部分的醫療人員,只是把「沉默」當成「病人都不說話!」

　　第十章「悄悄話」，描寫出加護病房中，面對生死決策的家屬之矛盾與衝突：既捨不得親人走、又擔心他受苦、想讓病人安詳的離開、又害怕市俗的閒言閒語，然而每一次的生死決策，無論對家屬或者是醫療團隊都是「天人交戰」。其實：

　　他們多多少少已經有了些想法與決定了！只是決定的過程是「痛苦」的，讓他們放不下。因此，不需要再把「傳達訊息，與說服他們做決定」當作是溝通的重點，而是單純的讓他們把情緒與放不下的感受，能夠表達出來。

　　我鄭重推薦本書給大眾讀者，同時也建議醫護工作專業人員或學生仔細研讀咀嚼，相信在醫病關係緊張的現在，將有助於醫病關係的改善及醫療品質的提升。

你以前一定被打過

楊啓正

　　最讓我印象深刻的一次醫病互動經驗，是發生在大學三年級的時候。

　　那時我在北部念書，由於我媽一直擔心我過敏的毛病，到了北部以後會更加嚴重，她很努力地幫我找到一個南部極有名的耳鼻喉科醫師，聽說他開的藥和治療方法，治過敏特別有效。雖然有點半信半疑，心想著：「過敏這毛病，有辦法根治嗎？」但是在我媽再三勸說之下，還是趁著放假的時間去看了這位醫師。

　　那是間開在二樓的診所，空間雖然不小，但或許是因為醫師真的「太有名」，因此擠滿了人。我開始有點打退堂鼓：「我們回去好了，人這麼多，下次再來。」但是我媽堅持一

定要等。

　　等待的過程漫長也無聊，總有一種浪費時間的感覺，我盡量告訴自己：「等待名醫的治療是值得的，畢竟這麼多人都相信他，想當然自己的毛病，也能夠被治好。」從傍晚五點左右等到晚上八點多，終於輪到我了。

　　進去診間之後，護士小姐幫我安排在一個診療椅上，那時是我第一眼看到這位醫師。說實在的，也不能說真的「看到」，因為他戴著口罩，一隻眼睛還被一個大大圓圓、中間有個小洞的金屬片蓋著。

　　他看了看我，第一句話竟然說的是：「你以前被打過！」

　　他這句突如其來的話，把我給嚇了一跳！

　　愣了一下，我回他：「沒有！我從沒被打過！我從小就不會跟人打架！」

　　醫師白我一眼，口吻堅持：「你以前一定被打過！」口氣更確定、還帶著生氣：「如果沒有被打，那不然就一定是你摔倒撞到過！」

　　這時我已經無法接受他這樣的說法，但仍試圖壓著心裡面的怒氣，想說好好跟他解釋，他應該會理解：「是這樣的，醫師！」我說：「一直以來我就有過敏的老毛病。從小

我就會一直揉我的鼻子，常常一早起來就揉，揉到都破皮流血了！但上大學之後，就不會這麼做了，只是沒想到我的鼻子，好像就被揉成歪歪的了！」

醫師沉默了一會兒：「這個講法怪怪的，不可能，這一定是被打的！所以你現在還是會常打噴嚏對嗎？那就吃這個藥，其他的護士小姐會跟你解釋。」

「太可惡了！」我真想脫口問醫師：「今天我是來看過敏，不是來給你驗傷的，過敏的事情你什麼也沒問，卻一直跟我爭執我有沒有被打？這算是哪門子名醫？」

我生氣地走出診間，一句話也沒說；就看著我媽還一直在跟這位名醫鞠躬說謝謝，我更是生氣、也完全無法接受他自以為是的看診態度，不聽原由的錯判！

忍不住滿腹委屈的跟我媽抱怨：「這樣也叫看病喔？以後我再也不要來看這個醫師了，現在都什麼時代了，怎麼還會有這麼沒有同理心、青紅皂白不分的醫師存在？」

「你以前一定被打過！」這句話，十幾年來，我從來沒忘記過！

甚至那之後好一陣子，當我去看不同科別醫師時，都會帶著一種不信任的心情，總是會擔心這個醫師，是否也會對

我這個人，做出什麼他想「當然爾」不合理的評價？完全不去顧念到病人的感受？

　　相信許多人都跟我有類似的經驗：

　　看診時等待的時間超長，實際看診的時間超短不說，醫護人員有時候的態度超差、超沒耐心，對病人又有成見，非常難以溝通……這些經驗，雖然大部分並不會造成什麼重大的心靈創傷，但卻讓病人對醫療人員，留下難以抹去的負面印象。

　　這幾年來，我當了臨床心理師、成為大學教授，轉換角色，從病人、變成了醫療工作者。心裡深深地覺得：

　　在醫療工作中，被關心的不應該只是「疾病」、「病兆」，更重要的是生病的那位「病人」、還有他的家屬。

　　再加上自己又是一位臨床心理師，這個角色，彷彿讓我更有那份責任與使命感，更加注意該用什麼樣的方式，來跟求醫的病患及其家屬做良性互動、溝通。

　　可惜的是，「解鈴仍須繫鈴人」，是我多年觀察醫病互動的最大感受。縱使媒體常報導醫病溝通困難，所造成的各種大小糾紛不斷，市面上也有許多探討醫病溝通理論的書籍；

然而，如果醫病之間無心去改變，一切仍是枉然。

　　換句話說，醫病溝通的主要角色，仍是在醫療工作者身上。如果可以讓醫療人員有一個簡單有效的方式，即可增進醫病關係，那與病人或其家屬所造成的問題，自然會迎刃而解。

　　雖然，我相信大部分的醫病溝通是順暢且沒有困難的！但是，這本書想要藉由自己十幾年來的臨床經驗，加上身為臨床心理師的專業背景，藉由十個改編自真實醫病間常見的「互動不良狀況」，提供大家簡單容易、迅速便可以增進醫病溝通品質的有效方法；另一方面，也可以讓讀者知道，醫病溝通間的互動，怎麼做會更好。

　　期待能夠開啟一扇窗，讓生病的朋友和家屬，不會受到本來不應該多受到的另一層傷害，也讓醫療人員更能以「將心比心」的角度來一起努力、盡可能圓滿解決，醫病糾紛的一些盲點。

緒

關於臨床心理師

醫病溝通推手，客觀的第三者

醫療人員總是認為：「我們已經很努力在溝通了！」

病人和家屬總是覺得：「能夠治好病比較重要，其他的就算了！」

久而久之，就會發現醫病溝通的過程，雙方變成都專注在「疾病」之上，而忽視了彼此都是個有情緒的「人」。

每每與醫療人員在探討醫病溝通的事件時，常常會聽到他們說：

「這是門診的狀況，在病房應該不會吧？」

「這個只有護士小姐才會遇到，好像跟我們醫師沒有什麼關係？」

「醫病溝通？該講、要講、能講的，我們都有做了呀，還要怎樣才叫盡心盡力？」

有趣的是，反過來在與病人溝通的時候，也常常會得到這樣的說法：

「那個醫師很大牌耶，只要能被他看到診就好了，其他的就忍一忍算了，病能被治好最重要。」

「醫護人員哪有那個美國時間聽我說？得罪他們，是在給自己找麻煩。」

「我們沒有一直問問題煩醫生喔，只是想把我知道、想要知道的，跟他們請教一下而已」

乍聽之下，似乎是醫療人員比較多的抱怨，而病人比較忍耐與接受；但其實沒什麼不同！兩方都是在表達一種對彼此的不滿意狀態。

一旦，病人或家屬看到醫療的極限與困難時，很快就會覺得：「為什麼醫療人員不早說？不尊重我們的感受？」

而醫療人員卻也委屈：「我已經努力在治療你的病了，目前醫學也只能做到這樣，我還能怎麼辦？」最後的終結，常就是醫病溝通的挫敗，甚至是醫療糾紛的發生！

這些年來，屢屢看到這樣的現象在醫院中發生，常會覺

得可惜、遺憾：一位好醫師，會被病人誤解；認真想追根究柢的病人或家屬，卻被認為是在找麻煩。

最簡單的解決方法，就是在醫病溝通的過程中，有位客觀的第三者，有正面和實質幫助的臨床心理師，當作是彼此的橋梁。如此一來，既可有效地解決醫病溝通的困難，也不會花費其他醫療人員過多的時間。

臨床心理師是「醫療人員」

現今的「心理師法」明訂：臨床心理師的業務範圍，其中確立心理師，能夠獨立執行特定的醫療業務，毋須經由醫師轉介。

事實上現在已經有許多醫學單位，成立臨床心理治療的門診，甚至也有許多獨立的「心理治療所」成立。因此，臨床心理師自然成為與病人溝通的第一線醫療人員；而身為醫療人員，自然而然也很能夠理解醫療人員在醫病溝通時的辛苦與困難之處。

臨床心理師是「客觀的第三者」

　　臨床心理師常有機會，觀察到醫護人員與病人的溝通過程；依照自己的專業，藉由從旁的觀察與聆聽，常可以提供許多「關鍵點」的訊息，協助醫療人員在與病人或家屬溝通時，更有效率、滿意度更高。

　　舉例來說，加護病房中的家屬會議，醫療人員就應該需要臨床心理師的陪同。因為臨床心理師的專業溝通能力，可以當作醫病之間的軟化劑或催化劑，協助病人更了解醫療資訊，或嚷讓醫師能更懂得病人的心情。

臨床心理師也是「病人」

　　臨床心理師的訓練是以「心理學」為主，並非是「醫學」。也就是說，身為臨床心理師，就像一般人一樣，沒有太多的醫學訓練背景，反倒有很多的機會成為「病人」的角色。

　　而這樣的角色，使得臨床心理師相較於其他醫療人員，更容易以「病人」的角度，來理解病人在醫病溝通時內心的需求與想法。這三個不同的角色，都是臨床心理師在醫病溝

通時可以扮演，再加上臨床心理學對於「互動關係」的專業訓練背景，自然而然地使得醫病溝通過程中，如果能夠有臨床心理師的從旁協助，絕對是事半功倍。

　　既然臨床心理師的重要性很高，就藉由簡單的幾個 Q & A 來試著讓大家更認識臨床心理師，到底能做些什麼？

什麼是臨床心理師

　　臨床心理師（Clinical Psychologist）在國外（尤其是美國）已存在相當長的時間。國內則是在 2001 年才公布實施「心理師法」，使得臨床心理師執行的業務於法有據。

　　有別於精神科醫師（Psychiatrist），國內臨床心理師的專業訓練以「心理學」為基礎。在經過大學 4 年的訓練後，再接受 3 年臨床心理學研究所的碩士訓練，其中第 3 年為全職的臨床心理實習，爾後得以應考「臨床心理師」執照。

　　「心理師法」第二章第十三條規範臨床心理師的執業範圍，包含以下幾項：

　　※　一般心理狀態與功能之心理衡鑑。

　　※　精神病或腦部心智功能之心理衡鑑。

※　心理發展偏差與障礙之心理諮商與心理治療。

※　認知、情緒或行為偏差與障礙之心理諮商與心理治療。

※　社會適應偏差與障礙之心理諮商與心理治療。

※　精神官能症之心理諮商與心理治療。

※　精神病或腦部心智功能之心理治療。

※　其他經中央主管機關認可之臨床心理業務。

前項第六款與第七款之業務，應依醫師開具之診斷及照會或醫囑為之。

簡單來說，臨床心理師的業務大致可分為「心理衡鑑」與「心理諮商及治療」兩類。

心理衡鑑，主要在於藉由臨床心理學所發展出來的評估方式與測驗工具，評估病人的認知、情緒與行為狀態。心理治療，則是藉由臨床心理學的背景知識，提供病人對於他們情緒、行為問題的有效解決方案。

什麼時候須要臨床心理師

通常在醫療院所中，當病人有情緒行為問題，或某些精

神疾病時，依照「心理師法」的執業內容，就會需要臨床心理師的幫助。因此醫療院所，自然是臨床心理師主要的執業場所。自 2001 年「心理師法」頒布直至 2011 年 3 月份為止，國內有 860 位執業的臨床心理師，其中絕大部分也都在精神相關醫療單位工作。

臨床心理師在醫療單位中，能夠處理的並非只是患有精神疾病的病人。舉例來說，因為頭部外傷、或腦瘤，而造成腦部損傷的病人，也常會產生情緒行為的異常。而這類病人，同樣也是臨床心理師能夠去評估，甚至幫他們安排復健計劃的對象。另外像是癌末或是重症病人的安寧照護，也同樣需要臨床心理師，提供無論是病人本身或家屬，各式舒緩負面情緒、安排生活計劃等的專業服務。

除此之外，由於臨床心理師能夠獨立開設心理治療所，因此許多臨床心理師，也可以提供專業的諮詢服務與社區服務。例如在公司之中，發現員工有心理健康的問題，即可與臨床心理師簽定合作契約，解決員工的心理困難。

在國外，甚至可將臨床心理師的心理治療服務，加入醫療保險中，當自覺心理不適時，可提供民眾多次心理諮商或治療的服務。

　　如果大家能能夠把「心理疾病」換成「心理健康」的角度來思考，不但可以避免「看心理師，就是心理有病！」的錯誤想法；更可以發現，如果時時刻刻都有位臨床心理師陪伴你走過生命中的低潮與幽谷，自然而然我們的身心都會過得更健康。因為「每個人」，或多或少都需要臨床心理的服務與協助，尤其是經歷心理上的巨大難關與痛苦糾結時。

臨床心理師可以開藥嗎

　　以台灣目前的法令與教學背景來說，臨床心理師是不能開藥的。

　　雖然臨床心理師並不能開立「藥物」類型的處方，但是許多的情緒、行為問題，利用臨床心理治療的處方，也可以得到相當有效的解決。

只是說話聊天，臨床心理師跟算命師父有什麼不同

　　當然是有很大的不同！

第一、臨床心理服務，在台灣有明確的法令規範，病人
　　　或諮詢者，可以獲得比較大的保障。

第二、臨床心理學是一門「科學」，臨床心理衡鑑與治
　　　療的效果，也會經過科學的學術驗證；而算命師
　　　父的說法，經不經得起學術考驗，就不確定了。

第三、臨床心理的服務常是穩定且持續的。因為一個人
　　　的改變通常不會在一夕之間，而是要積年累月的
　　　醞釀；而去找算命師父，常是只有一次，因為準
　　　就是準，那很好！不準就是不準，以後不會再找
　　　他了。

第四、臨床心理師做的，不是像算命師父一般，要去預
　　　測一個人的人生，或是探索一個人的前世今生；
　　　臨床心理師通常要求個案（或病人）活在當下，
　　　強調自己的人生，由自己負責。

臨床心理師的收費問題

在醫療院所中執業的臨床心理師，因受到健保給付規範
的關係，所收取的費用是固定的。現在有許多醫療院所中，

也有專門的臨床心理門診服務，由於這樣的服務是由病人（或個案）自行付費，因此大部分時候是依醫療院所自訂之價格而有所不同。

另一方面，就是自行獨立開業的心理治療所，這部分的收費就比較像是「顧客–服務」或「供給–需求」之間的雙向關係。也就是說，通常臨床心理師會開立一個收費價格，如果病人（或個案）覺得在治療後這個收費合理、可接受，一般來說，就會以那個價格來訂立；因此每個心理治療所的收費也會有所不同。

然而不論是哪一種臨床心理的服務費用，若相較於國外（尤其是美國）來說，都可說是相當便宜！

坊間的心靈成長課程跟臨床心理師有關嗎

臨床心理師的專業服務，是受到法令的規範與保護；同時，也保護消費者（病人或個案）不會受到醫療上的傷害。然而，坊間所謂「心靈成長」課程或機構，可能並無領有執照的醫師或心理師在其中負責。如果發生問題，很有可能對於心理已經受傷的病人或個案，造成二次傷害。

　　或許可以用「營養食品」與「藥品」的概念，來相對於「坊間心靈成長」與「臨床心理服務」打個比方。換句話說，「心靈成長」本來就是一個人人都可以追求的事情，本質上是很值得鼓勵的！就像是想要多吃點營養食品，讓自己身體更健康一般。但是，如果「心靈成長」包含了「治療某些疾病的效果」的暗示，就變成了「藥品」，而藥品就理應受到政府法令的規範，才能保障民眾的權益。

第一章

真正焦慮的是誰

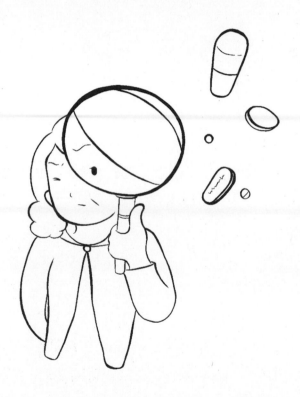

影武者

　　某種程度上，病人不只是那位大男孩，還有他媽媽；而且更重要的是，媽媽對兒子的暗示影響力，遠超過許多的醫療協助。

第一次門診

　　一位媽媽帶著她唸名校高一的兒子推門進來。從小就是資優生的這個大男孩，迫於嚴重車禍受傷後，只能暫時休學，在家調養。

　　腦神經外科醫師希望我跟他們談談，一方面跟母子倆說明之後在課業學習上，可能會遇到什麼樣的困難；另一方

面，也讓他們更清楚了解接下來，該怎麼面對頭部外傷後，可能發生的生活變化。

「你覺得現在還好嗎？有什麼覺得不舒服的地方呢？」我先問了這個大男孩。

他疑惑地看著我：「很好呀！在家休息，也沒什麼太大的狀況，只是頭偶爾有點痛痛的！」

「哪有呀？你不是昨天剛起床的時候，一直說頭快痛死了嗎？」媽媽可急了：「還有，前兩天你出門，不過是到路口 7-ELEVEN 買個東西，要過馬路的時候，你不是很緊張嗎？緊張到要發抖，怎麼會還好呢？」

大男孩用奇怪的眼神看著媽媽，意思是：「有這麼嚴重喔？」可是他並沒有說出口。

看這個情況，覺得有可能是媽媽比較擔心憂慮，但也不能排除是這大男孩在頭部外傷後，可能對自己的身體反應沒那麼清楚。

「一般來說，頭部外傷後，會出現頭痛、頭暈的情況都是很常見的。而且像您兒子，是屬於滿嚴重的頭部外傷，所以疼痛的情形，有時候不會那麼容易恢復。」我轉頭問這大男孩：「像媽媽剛剛提到，好像在過馬路的時候有些緊張？

同學你自己覺得呢？」

看媽媽緊盯著，這大男孩低下頭說：「對啦！是有那麼一點擔心！」

「我想這也是很正常的反應，雖然有時候，你已經不想記得車禍當時發生的狀況——」我故意停頓下來，觀察這大男孩的回應，他又看看媽媽，認真的點點頭。

「可是如果有人，跟你很清楚地描述當時急救的狀況，或當你走到任何十字路口，要過馬路時，有時候，車禍發生的那一剎那，還是會很寫實的重現在你腦海裡，讓你不由自主的驚恐害怕起來。但是如果不至於影響到你的生活作息，應該就還好！」

這大男孩沒說什麼，媽媽先舒口氣：「如果是這樣，那我就放心了。」

臨出診間，媽媽回頭跟我說：「醫師，我會幫他留意的。」

第二次門診

大概是半年過後了吧，我在門診又看到這對母子出現。

　　他們一進來，我就覺得怪，主要的原因在於這大男孩面色顯得相當凝重，媽媽緊張的模樣更不安。

　　由於這大男孩的表情，跟我之前的印象差異太大，我特別先問了他的狀況：「你還好嗎？有一陣子沒來了，是有什麼不舒服了呢？」

　　「我最近都睡不好，頭痛得好厲害，都不會好，而且我覺得，自己好容易緊張！」他一直不停扭著手指。

　　媽媽搶著說：「我每天半夜都會幾次去他房間，看看他睡得好不好，他總是皺著眉頭、睡不安穩，第二天一早看他起床，我就追問他是不是又頭痛，所以睡不好覺？」

　　「他頭痛應該是有改善，可是怎麼都不會好？」媽媽有些焦躁：「而且，這一兩個月來，好像愈來愈嚴重了？本來我想要讓他下學期開學，就回學校上課，他已經落後別人一個學期，再拖下去的話，也不知道該如何應付大學考試？他從小可就是資優生，一個很棒的孩子。」

　　沒正面回答媽媽的問題，我轉問這大男孩：「休學這段時間裡，平常怎麼過生活的？」

　　「一開始很好呀！一直在恢復，頭也不會痛了！最近，媽媽要我開始準備複習功課，她怕我跟不上進度。我是覺得

OK 啦！可是頭痛的症狀又跑出來，而且愈來愈嚴重！」

「應該跟壓力有關。」我安撫著這大男孩說：「有很多的病人，在遇到生活或工作壓力時，像你是學生，有考試壓力的時候，症狀就會加劇。但也先別擔心，這些症狀大部分的時候，都不一定代表你的腦部有什麼問題。」

「我們就是怕他腦子是不是又怎麼了？所以想來檢查看看！」媽媽倒比兒子慌張。

「應該不至於，但若是你們很不放心，病理部分等下可以再跟外科醫師討論看看；現在，或許我們可以先從生活壓力的調整來做起。其實很簡單，只需要抓住一個原則就好了，不要——過——勞——頭腦。」

母子不知所以然的對望。

「意思就是說，只要一覺得累，就休息。而休息的方式有很多種，可以依照自己的體能狀況來決定，有的人喜歡運動，有的人喜歡去散步，有的人也喜歡聽音樂，當然也可以選擇，躺下來好好睡一覺。」

這大男孩開心一笑：「聽音樂，這我最喜歡了。」

媽媽卻憂心忡忡反問：「這行嗎？那回學校功課怎麼辦？跟不跟得上呀？」

第三次門診

將近一年多的時間過去，這對母子又突然出現在門診，一看到這大男孩，我就知道這次狀況糟了！

他很頹喪：「怎麼辦？醫師，我上次在學校上課，結果突然喘不過氣來，我自己覺得快要死掉了，老師、同學都被我嚇到了，學校的護士阿姨還叫119趕緊送我去醫院急診！」

「他好像是什麼『過度換氣』的問題？」媽媽邊說眼淚就跟著掉下來：「他回去上課後，很努力，好在以前的底子打得很不錯；老師、同學也很熱心，一起幫忙在課餘教他，讓他能趕上進度，他自己也很拚，功課還是滿好的。可是怎麼又跑這什麼怪毛病出來？他可是我三個兒子中最優秀、最會讀書，比起兩個讀私立大學的哥哥都強的。」

「我那天早上考試，不知道是不是因為熬夜，就覺得很累。結果午睡完一起來，突然覺得一陣暈眩，然後喘不過氣來，拚命大口大口呼吸，就覺得吸不到空氣、很喘、很喘……醒來我就已經在急診室！」

「我趕去急診室看孩子，醫生說檢查起來沒什麼問題，可能是過度換氣症候群。就叫我轉去『精神科』拿藥。這、

真的是精神方面有問題嗎？」提到「精神科」、「精神方面有問題嗎」，媽媽的聲音，低到幾乎聽不見。

「你們後來有再去精神科看診嗎？」

「有！他們覺得我可能比較容易緊張，就給我開了些抗焦慮的藥物。可是我有點不敢吃，因為最近就快要指考了，每次吃了那個藥之後，精神反而會很不好。但是那樣突然喘不過氣來的情形，還好，也就沒再發生過了。」這大男孩說得坦然。

「快要指考了，給你很大的壓力吧？記得就像我之前講的，壓力來的時候，總是有很多的症狀會突然跑出來。你或許該試著找一些能讓你放鬆的方法，讓你可以去對抗這些引起緊張的事情！」

「像是跟同學一起打籃球嗎？」

「對呀！如果你覺得有效的話。」

媽媽表情有些怪，這大男孩似乎也察覺到了：「可是我有時候，就是會想到一些讓我緊張的事情，像天天都要考試，各科都在考，很難不去想、不會緊張！」

「有時候愈不想去想一件事，反而愈在你腦中揮之不去。所以最簡單的方式，就是不要去管這些事情會不會在你

的腦海中出現，而是單純的去找到，如果出現了，怎麼去解決的方法就好了。記得你之前有提到過，你覺得讓你最能夠放鬆的，好像就是聽音樂對吧？」

大男孩偷瞄眼媽媽，沒說什麼，媽媽禮貌的謝謝後，神色透著不悅，帶兒子離開診間。

第 N 次門診

在接下來的一兩年，這對母子又來了幾次。

雖然每次在經過我的說明後，這大男孩都能夠很 OK 的離開診間，但是過一陣子，總又為類似的問題而來。慢慢地我才發現癥結，在於媽媽又發現、認為兒子有些什麼什麼舉止不對勁了。

這大男孩已經如願考上國立數一數二的大學，最後一次難得自己單獨來門診，因為媽媽不在，我跟他討論：「你的狀況，如果需要一個長期穩定的心理諮詢，或許可以考慮去學校中的諮商輔導中心，做進一步的處理？」

這大男孩沉默好一會：「其實，我也知道我媽的擔心，我出車禍，她在心理上，似乎是產生很嚴重的影響，即便是

我身體上的傷都好了，我媽心裡的害怕，卻好像怎麼都好不了，她始終擺脫不掉差點失掉我的恐懼，所以，只要她覺得這樣看診，能讓她安心，我還是會為我媽，而繼續看診的！」

醫療端這麼想

大部分的醫療人員都會跟我一樣，很單純直覺地面對眼前的這位病人：「他明明就沒有怎麼樣呀？更何況從一個這麼嚴重的頭部外傷走了過來，能復元到這麼好的程度，還要求些什麼？」

緊接著會想：「有時候真覺得家屬的要求，也實在是太多了吧？其實他已經恢復得將近一百分了。其他的事情，跟我這一科又無關！」

這樣的想法，會造成跟我一樣的結果：

明明要解決的是病人的問題，但卻忽略了真正影響病人問題的因素，並不是「病情如何」這回事，而可能是「家屬」，是誰在對生病這件事，真正焦慮不安？而這人的影響力，遠超過許多的醫療協助。

病人端這麼想

在過度放大的狀況下，病人哪怕是有那麼一點點的不舒

服症狀，都會被暗示到非就醫不可。

　　剛開始來門診的時候，這大男孩會覺得：「我沒事啊，雖然有點不舒服，但應該還好吧？。」

　　然而隨著某些症狀，短時間內沒有完全恢復，加上媽媽一直很擔心，甚至有些誇大病人的難受，使得這大男孩開始覺得：「對喔，為什麼我的症狀一直不會好？我的腦子是不是還有問題？怎麼辦？還是繼續去看醫生好了。」

　　當病人這樣的疑問一直在心中沒有辦法解答，內心的焦慮指數常會提高，後來甚至還發生了「過度換氣」的症候群。這些都在在更堅定了他心中一種想法：「媽媽觀察得對，我身體有問題、我的腦子一直沒復元……」

▌心理師這麼說

　　這位媽媽在我們第一次見面的時候，其實就已經展現了她「為人母的強勢」。她會告訴兒子：「發生了什麼事情，即使你沒有特別感覺，我都幫你注意到了！」

　　後來的幾次門診，也都有這樣的狀況，只是我過於專注在這大男孩所遇到的焦慮心情，以至於疏忽了，沒

有特別去跟媽媽做溝通，讓她也能夠「安心」的明白兒子病情。

關鍵的「溝通對象」

兒子的焦慮來源，可能並非是考試、並非是人際關係，而是母親潛在的影響力。其實兒子在一開始半年的幾次門診中，對於媽媽的「己見」，也有表示過反對與抗議。

但是，後來慢慢地，我發現到媽媽的話愈來愈少；原因是某種程度上，兒子已經能忠實地反映出「媽媽所憂慮的意見」，給看診醫師或是我知道了！

並不是要責怪媽媽，怎麼造成了兒子潛意識的焦慮？這是為人母的愛之深：很擔心孩子重傷後恢復的狀況、很希望他能夠趕快「完全復元」。我也相信，搞不好媽媽自己都不自覺，給了兒子很大的心理壓力。

平心而論，這件事反倒應該要回頭怪我自己，在溝通的時候，沒有注意到其實我的「溝通對象」，不只是兒子，還有更重要的另一個人，媽媽！

溝通對象，有時候並非只是「一個」病人而已

這個例子，說明了醫病溝通時的特殊性，溝通的對象，有時候並非是「一個人」，而是「一個家庭」、甚至是「一個家族」的一群人。

依照自己的臨床經驗，許多醫療情境，如果以家庭為單位來進行醫病溝通，都會得到很大的幫助。舉例來說，加護病房中的生離死別，就會需要每個家庭成員都來參與，才不會造成任何一個人的遺憾。

除此之外，有些家屬不常出現在病房中，但卻是最重要的意見表達者。這樣的情況更需要請他們共同來加入醫病溝通的過程，才不會使得彼此之間產生誤會與障礙。

醫療人員若要開始與病人或家屬溝通時，建議先試著了解，哪一個人？或哪一群人？是影響這位病人預後狀況最重要的關鍵？在所有溝通過程中，儘量請他們加入意見，或跟他們對療程的疑問，再多做解釋。如此一來，可以因為親人「知道所以然」的鼓舞，同步正面一起幫助病人，改善他的病情，一舉兩得，不是很好嗎？

第二章

傾聽治療

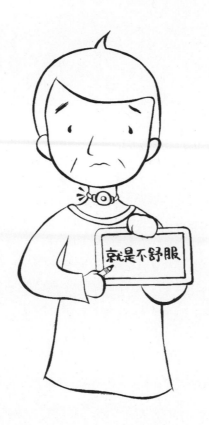

寫字板

　　因為氣切，我知道妳有許多想說的事情，但是妳沒有辦法用講的，沒有辦法用像講的這樣，快速流暢的來說給人聽！

　　但是，沒有關係，真的沒有關係，我就在這裡，等妳慢慢的「寫出來」……

　　一早出門，風和日麗，連心情都輕快飛揚起來。

　　才一走進病房護理站，護理長立刻嚴肅地把我叫到旁邊：「有個病人，請你幫我們去看看好嗎？是一個脊椎受傷的小姐，她從胸部以下就都不能動了。心情很糟，整天都在哭、有自殘念頭，搞得大家很緊張。更麻煩的是，她的交友

狀況比較特殊！」

「特殊？什麼意思呀？」

「她沒有結婚，但聽說感情路上很坎坷，剛住院時，常有個男的來看她，有時那個男的離開以後，病人的情緒都會很激動、甚至有想死的念頭！」護理長有些動氣：「那個男的，來也不甩醫護人員，我們要跟他解釋病情，他竟然說不用了；最近連人影都不見了！」

「她沒有家人？或其他朋友了嗎？」

「住院以來，幾乎少有人來看她！」護理長歎口氣：「感情的問題，還是好不容易有個朋友來看她，氣到大小聲，一直在勸她，護士小姐無意間聽見，到底是怎麼一回事，我們也不是很清楚！」

「聽起來應該是心情太憂鬱吧，我過去看看！」

護理長看我開步要走，急忙拉住：「還有件麻煩事——」停了兩三秒：「先告訴你喲，這個病人做了氣管切開術，她完全不能說話！所以，你可能也很難跟她溝通，這也是我們根本不知道，該如何處理她情緒問題的最大困難點。」護理長無奈的拱拱手：「就是因為這樣，才只好勞駕你出馬嚕！」

心理諮商或心理治療常被稱做 Talk Therapy（說話治

療），但以前可沒老師教過我們，遇到不能說話的人，要用什麼方式來談？會比較能快速切入重點。

「那就只能先用筆談，來試試看好了！」其實我自己也不太有把握，病人肯合作嗎？

進了病房，看到病人時，她眼睛閉著休息，枕邊，留有大片濕濕的淚痕。

「妳好，我是臨床心理師，姓楊。我來關心一下妳的情況。」

當然，她說不出話來，但依舊閉眼不理。

「生病很辛苦，一定很不舒服吧？」

聽到這句話，她嗚咽了。

好一會兒，她睜開眼睛看著我，彷彿要跟我說些什麼？追尋著她的目光，我指了指旁邊櫃子上的寫字板：「是要拿這個板子給妳寫字嗎？」

她點點頭。

我轉身去拿了那個板子，第一眼就看到上面的 A4 紙上，寫滿密密麻麻的字，字跡飄浮，相當混亂重疊，僅能看出一兩句話的意思。

我把紙張翻了一面，重新讓她來寫。

「我好傷……」她用潦草的筆觸寫著。

「他不可以這樣對我！」淚水不斷滴落在紙上暈開。

「幫叫他來看我！」握筆的手在發抖。

「妳一定很想見他！」我忍不住歎息。

她哭腫的雙眼，無神求助。

「如果妳願意，我很想聽聽妳的心情，妳的難過！」

她困難的指著氣切，淚如雨下。

「沒有關係，真的沒有關係，我就在這裡，等妳慢慢的寫出來……」

　　一個從小被嚴格管教到沒有通融餘地的女孩，大學畢業前不准交男朋友、每天最晚不准超過 11 點進家門、不准參加任何有外宿的團體活動。22 歲之前，生活空間只准在家和學校間來來回回，只要讓父母抓到一丁點可疑的蛛絲馬跡，一頓苛刻嚴厲的言詞羞辱，讓人窒息生恨。

　　不知道怎麼圓滑和人相處的女孩，在人踩人的職場上如驚弓之鳥，然後他出現了，被保護和寵愛的感覺，讓女孩沉迷無法自拔。明知不能愛上不該愛的男人，幾度若即若離，閃閃躲躲，更讓他緊追不捨。

　　做了連自己都無法想像的叛逆革命，傻傻被哄了好長一

段時間，為一場荒唐夢而癡情等待 20 年，眼看終於可以撥
雲見日了，老天爺竟然開了殘酷的玩笑，突來的一場意外，
就這樣癱了……

　　好不容易恢復自由身的男人，怎麼可能守一個年華不
再、又病又癱的女人？為了這個男人，這位小姐甚至斷絕了
家人關係、疏離了原就少得可憐的朋友，如今這樣了，更不
敢奢望能再見家人、朋友……有誰還會記得她？

　　接下來的一個多小時，我就站在那邊「看著」她的心情
故事。沒開口說什麼安慰的話，只有試著體會她的心情，並
傳達一個感受給她：「妳的難過、妳的痛，我懂！」

　　接下來的三個星期，每個星期都會去看她兩次，每次都
站在她的身邊，聽她「寫」一個多小時的「話」；每次，我
幾乎都是帶著已經站到麻痺的雙腳，離開病房。

　　有天下午，護理長談起這病人：「還好她很有話跟你
說。」

　　我搖著頭回答：「不是用說的，是耐心慢慢聽她寫出她
的感受，持續的、多花點時間，讓她有安全感，知道她並沒
因為犯錯、而像萬惡不赦似的遭到天譴，被大家不聞不問的
拋棄，還是有人願意關心她，就好了！」

　　但自己覺得最神奇的地方是，雖然在病房內，沒有什麼說話的聲音，但我卻愈來愈能夠了解這位小姐的心情，彷彿我已經參與、一起經歷過她的愛恨情仇、悲歡離合的故事。

　　當最後一次會談，知道她將要轉到其他療養機構，雖然吃力，她卻一筆一畫認真的寫下：「不知道將來，要怎麼過下去？但謝謝你，陪我走過這一程！」

醫療端這麼想

醫療人員在面對情緒極度低落的病人，心情常是很忐忑的。一方面覺得她的人生真的很悽苦，很想要多安慰她、多給她一些支持；另一方面，因為她沒辦法口語溝通，會覺得有點不知道該如何幫忙她？這樣不安的心情，常會讓醫療人員縱使很想提供協助，但也不知如何才能幫得上忙，最後只好選擇卻步。

事實上，醫療人員面對情緒低落的病人，常會給自己太大的壓力，會覺得：「這一定要很專業的心理諮商師出馬，才有辦法與他們對話，給予他們支持吧？」然後就是：「唉，算了，心有餘力不足，我沒這個專業，還是找其他更有能力的人，來處理再說！」

病人端這麼想

故事中的這個病人，幾十年來受了這麼多心理創傷煎熬，她自己也知道：「問題本身很複雜，不是這麼單純就可

以解決的！」

　　現在身體癱了，沒有家人朋友來看她了，孤零零的她，只需要「有人能夠來陪陪她」，知道自己並沒有被完全的遺棄、被不聞不問，就夠了……

心理師這麼說

　　醫護人員在與病人互動中，常是權威的、發號施令的「救助」者；而病人的角色，常是需要幫助、被照顧的「弱勢」者。

　　在這樣的關係下，很容易會有致命的盲點，就是忽略了人與人在溝通過程中，最基本的一件事情：聽別人說話，也就是「傾聽」。

　　但對於醫護人員來說，太忙時，根本沒有時間去聆聽病人表達些什麼。不忙時，又會覺得自己不知道如何去傾聽病人說的話。

醫護人員擔心

※　我實話實說，病人或家屬會不會受不了？

※　我這樣拐著彎說,他們能聽懂暗示嗎?

※　我這樣直接回答,會不會傷害了病人或家屬?

弄到後來,無所適從,乾脆離開,什麼都不要說算了!

病人或家屬顧慮

※　是不是太過急於表達不舒服?

※　一下子劈哩啪啦什麼都講,會不會反而讓醫護人員摸不著頭緒?

※　還是什麼都不講,就只聽醫生的?明明覺得不對勁,卻也想說:「都已經交給醫生處理了,就該相信專業,別胡思亂想這麼多!」

這些醫病溝通時,彼此的角度不同調,其實都出自於一個最簡單的缺乏:「聽」的藝術。只要雙方稍停下個兩三秒鐘,聽聽對方說些什麼,就能知道多一點對方的想法。這樣簡單的人際互動道理,卻鮮少在醫病溝通中看到!

多給 3 秒鐘

「等待」，絕非是要請醫護人員，像我們臨床心理師一般，一次至少要花個 40–50 分鐘，都在聽病人講述病情、心情轉折；而僅是在與病人互動的過程中，請抓住「多給 3 秒鐘」的概念即可！

「聽」，也不過就是，請試著將這 3 秒鐘，完整的奉獻給醫病彼此之間的溝通，好好地聆聽對方要說的內容，不要心有旁騖，又在擔心或是掛念別的事情。

回想過去在學習心理治療時，老師告訴我們：「對一個病人，固定在每個星期的某一天，固定在某一段時間做會談溝通；這對病人來說，是一種很重要的治療力量！」

因為這代表了：有某一個人、或某些人，會在一個固定的時間點，持續的來關心病人、給病人支持、提供病人協助！而光是僅呈現出來的這種「安全感」與「穩定感」，就可以讓病人的心情有所改變。

這是醫院中的醫療人員，最容易做到的一種醫病溝通「技巧」。試著去想想看：

　　病人住院時，最希望的是什麼？

　　說穿了，不過就只是：「希望主治醫師能常常來看看我，跟我說說病情的好壞結果。」

　　因此，醫護人員若能夠做到固定在每個星期的某個時間點內，「全心地來跟他互動，聽聽病人的狀況」；其實時間並不一定需要很長，我相信，自然就可以達到很棒的醫病溝通效果！

　　「傾聽」，感覺起來很專業，其實不過就是「聽」與「等待」。整個過程，甚至可以不花醫護人員超過 10 秒鐘的寶貴時間，何不試試？

　　若是能夠再加上「持續」的表現，讓病人在焦慮不安的心情下，可以接收到穩定的安全感。自然而然地，醫病之間的溝通，一點也不困難了。

第三章

抽考醫生

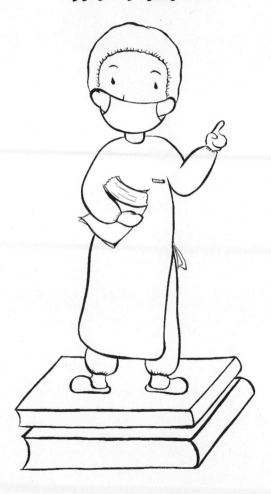

誰比較行

　　某些病人求診時，是帶著許多「自己找到的相關知識」前來，彷彿自己就是個醫師一般。

　　有時這樣，這常常造成醫療人員很大的壓力，就像是在被隨堂抽考一般，看看到底是你說的對？還是我手邊的資訊比你們強？

　　踏進診間，已經有位病人提早來等我了，是為了腦震盪後有很多不舒服的症狀，他原本看診的醫生轉介來的。

　　看起來是一位滿年輕的先生，年紀大概 30 歲左右，我一坐下，先請問他：「哪裡不舒服呢？」

　　「我看你很年輕耶！我的問題，你確定你能夠解決嗎？」

非常直截了當的反問：「我已經看了好幾個醫生了，都治不好我這個毛病，你認為你行嗎？」

　　面對這樣的質疑，說老實話，也只能笑笑了。因為從當實習生開始，就會常會面對到這樣的疑問，特別是在還沒開始冒出白頭髮前，長相有幾分娃娃臉，這也不是我所能決定的呀！

　　「那就請先說說看好了；或許我的方法，會對您有些幫助也說不定！」我回答得很誠懇。

　　「你是『心理師』對嗎？我這個毛病是頭痛耶？跟心理師有什麼關係？」

　　那是懷疑轉介他來看診的醫師？還是不清楚心理師的專業，能幫上他什麼忙？

　　「我從去年年初，不小心撞到頭以後，頭痛就一直沒有好，一痛起來就痛得要死！我又很害怕吃止痛藥吃太多，會上癮。咦？這跟你心理師有什麼關係？」

　　「嗯，其實是這樣的，您的狀況應該是屬於『腦震盪』所引發的情況——」我還沒說完，他搶著打斷我：「這我知道啦，聽到不想聽了啦，每個醫師都嘛這樣跟我講，我回去還上網查了資料，說這樣的病，會有頭痛是很常見的啦！」

　　感受到他給我的壓力了，這位年輕的先生好像要來給我
考試似的，除了看看「心理師」是幹嘛用的之外，對轉介他
來的醫師，也覺得莫名其妙。但換個角度想，我也可以相對
感受到病人「做功課」的努力，因為他也想讓自己擺脫疾病，
趕快好起來。

　　「既然您知道腦震盪後，頭痛是常會發生的，而且又這
麼認真的上網查資料，那應該也了解，大部分的人在腦震盪
後，大都能夠回復到正常生活的，只有少部分人，會一直不
舒服！」

　　「這點我倒沒注意！」他遲疑了一下：「但是事實上，我
頭就是一直在痛呀！我痛到都沒辦法工作了！」

　　「我剛正要跟您解釋『心理因素』問題，就被打斷了。」
他不好意思抓抓頭。

　　「因為腦震盪後，大部分的病人，都會好，而且腦部沒
什麼太大問題；所以不管是臨床經驗，或是科學研究都證
明，這樣一直不舒服的人，可能有些心理因素在其中影響。」

　　「我不相信！這有邏輯上的錯誤！」他不屑地說：「我之
所以會頭痛，都是從腦震盪之後產生的呀，我原本也沒有這
個問題。要是沒有受過傷，我怎麼會頭痛？所以，當然是腦

震盪造成的！」說得可真堅持。

「我要說的不管是受傷，或是心理因素，都是造成您現在頭痛的可能原因之一。而且，換個角度想，現在醫學上不論是什麼先進的檢查，都無法找出您腦部的問題，這顯示您的腦部，基本上即使有問題，也屬於相當相當輕微，理論上，也不會造成對您來說，這麼嚴重的頭痛。」

總算看到他眼神裡的服氣。

「因此，如果可以利用一些方法，調整您的生活方式，來處理腦部以外的因素，也能很有效的改變您的頭痛症狀。」希望他能聽懂我說的。

「好像是有一點道理。」想了想，他起身要走了：「我得回去再多找找資料，看你說的東西對不對，順便考慮考慮。」臨出診間，他又回頭說：「今天不用再開藥了，前兩天醫師開的藥，我家裡還有，下星期我再來找你。」

一個星期後，他進診間劈頭就說：「你不是說，有一些方法可以處理頭痛，是改變生活習慣嗎？」

看來他似乎想要聽聽我怎麼說了，我介紹他一些處理頭痛的方式，我先請他做「頭痛日誌」，就是把頭痛分成 10 個等級，然後依照疼痛程度，試著在不同的頭痛時，用不同的

方式解決。例如：

　　※1–4 分時，休息一下自然就會好。

　　※5–7 分時，立刻得停下手邊的工作，否則會愈來愈嚴重，要躺下來休息 20 分鐘以上才會好。

　　※ 若是 8–10 分，一定要吃藥並且休息才會改善。

　　解釋完，我特別強調：「這是一個最簡單的方法，很多人光是這麼做，就可以解決頭痛的問題了」

　　他沒什麼反應，我接著說：「就是您先記錄下來，頭痛都什麼時候發生，例如說：是早上起床的時候，還是傍晚。然後，再試著記錄下來頭痛的嚴重程度。」

　　「應該沒有什麼特定的時候？好像頭要痛就痛起來了！」

　　「沒關係，建議您就試著用這個方法記記看，這個星期，就先這樣試著記錄下來！」

　　「你剛說，還有什麼嚴重程度？一次講清楚好了，你告訴我怎麼做，我不想再一直跑醫院。我先回去試試看，花些時間證明，才知道你的方法有沒有用！」病人不耐煩了。

　　「您知道這樣的方法需要花時間，就是個很好的觀念，您提到的嚴重程度，也很簡單。就是把過去頭最痛的時候，記錄為 10 分，把最舒服的那個時刻記錄為 0 分。記得，要

去想一個發生的事件，而不能只是憑空想像。然後就把之後每次發生的頭痛，記錄在這 0 到 10 分之間。」

　　我再解釋一次：「之後您可以進一步加入解決的方法，例如：7–10 分就須要吃藥，4–6 分就一定要休息，3 分以下就不理它。」我繼續再解釋一次。

　　「那好吧，我知道了，先回去試試再說。」

　　看著他離開，我心裡想，應該是「大好大壞」吧？如果他聽得進去我說的，也照著做了，或許就會再來門診，看看他做得對不對；如果他聽不進去，或沒有照著做，可能就不會再來了。

　　一個星期過去，這位年輕的先生竟然又出現在門診了，雖然心裡面多少有點預期，但仍然有些驚訝：「做的如何呢？不知道這樣的方法對您有沒有幫助？」

　　「一開始的確有些困難！但是我這禮拜以來的頭痛，真的比較好了！可能也是這幾天的天氣還不錯，而且煩惱的事也沒這麼多！」他說得輕鬆，還面帶笑容。

　　我相信，他心裡面應該是覺得這個方法還不錯，但只是還不太願意承認罷了：「沒關係，頭痛嘛，有時候就是起起伏伏的，就像我之前講的，甚至會隨您的心情起伏，而有所

不同！」他低頭沒看我，反倒是令人莞爾：「那您就繼續照著這樣做，我想應該就會慢慢改善了！」

　　他點了點頭，臨走前，我忍不住提醒：「其實您笑起來，很好看的。」

醫療端這麼想

這樣的病人，常會引起醫療人員的「擦槍走火」！

也常會讓醫療人員覺得：「真是的！你既然這麼厲害，幹嘛還來看醫生？你既然要來，就該聽專業的呀！」到最後，就會變成：「這個可能不是身體的問題，你或許要去看精神科！」

一把火燒起來的心情，讓醫療人員在與病人溝通時，通常只會想趕快解決掉他的「問題」，好讓他離開診間。所以病人吵說頭痛，就開止痛藥；頭暈，就開止暈藥……但麻煩的是，這些病人真正的問題，通常不是「這裡痛、那裡暈」，而是「內心的焦慮，或是某種性格的表現」。沒有對到焦點溝通的看診，當然最後的結果，就會是彼此不歡而散了。

病人端這麼想

病人覺得：「我的疑問有錯嗎？很合理呀！為什麼大部分的醫生沒有辦法正面回答我的問題？」

通常這樣的病人在每次的門診結束後，會帶著更多的疑問離開，會想說：「為什麼醫生要叫我去看精神科？為什麼說我這個病跟腦子無關？他有理怎麼會說不清楚？」

這樣的疑問，會造成一種惡性循環，讓這樣的病人，不停換醫生、找醫生。而當他去看下一個不同醫生時，心中有更多的不解與質疑；而這樣的質疑，通常只會造成下一個醫生，更不想花時間在他身上，以免拖延到其他門診病人。

心理師這麼說

隨著醫療資訊愈來愈普及，我相信「自己找答案」的病人，比例會愈來愈高。也就是說，病人在求診時，是「做過功課」有備而來，甚至用心也不輸醫師。但是，這也常常造成醫療人員很大的壓力，就像是在被考試一般，看看到底你這診斷是行還是不行的。

尤其再遇上主見特別強的病人，不但去查了資料，而且說話又是「要求性」相當地高，不斷地要求醫者得按照著他的方式來與他互動、給他醫療訊息。這樣的患

者，是醫病溝通中最頭痛的對象之一。

　　病人會覺得自己看醫生看了老半天，總是覺得找不到答案；醫療人員也難免會退避三舍，不願意跟他們溝通，會產生：「他們根本就是在找麻煩，存心來挑剔找碴的！」所以能閃就閃。

　　「要求性」高的病人，通常有一種「想要在醫病溝通過程中，不要居於被動的心態」。他們主動性強，會自己找尋相關資料；但是，他們缺乏對於醫療人員的信任感，總是抱持著懷疑的態度，覺得醫生說的話不一定是真的，或是醫生根本沒有時間來「好好的」看他們的病。

　　除了「要求性」高的人之外，還有幾類具「特殊性」的病人或家屬，是醫療人員在溝通互動時，較困惑的對象，跟這樣的病人互動，本來就是件不容易的事。

　　我們來看分析表：

人格特徵	表現
強迫型	鑽牛角尖、焦慮，不停注意超小細節
歇斯底里型	情緒化、過度反應
否認型	利用否認，來處理內心的負面情緒
依賴型	一直來看診，不停有各式各樣的要求
要求型	自我中心，常要醫療人員做他要做的事情
拒絕型	不信任的

　　過去學術研究報告，指出這樣特殊的人格特徵，也並非是要醫療人員去「避開」這類病人或家屬，而是希望能藉由一些簡單的歸納整理，讓醫療人員與這些特殊的病人或家屬溝通時，能找出對的方法。有幾個簡單的原則，一樣能做到良好的溝通：

再保證

　　「再保證」的技巧，是將病人在醫療過程中，有所表現的優點說出來。

　　舉例來說，這位年輕的先生，其實也有做得很好的地方。像是他會自己查很多的資料，印證自己的問題，也會很聽話的記錄自己的頭痛。他須要的是鼓勵、保證

他所作所為沒錯，然後再保證，贏得他的信任，便會有愈來愈好的改善。

傾聽

給病人多一點的表達機會。

不要一遇到這類病人時，就先入為主的覺得他們聽不進去醫療人員說的話；其實，他們再多的抱怨，大部分只是反映出「我問題，一直無法被解決」的焦慮感。

自省

與這類病人互動，最後的結果常是「不歡而散」；最大的關鍵，常常是醫療人員自己的情緒已經按捺不住。

因此互動時，記得注意一下自己是否生氣或煩躁起來，適時地「不表達」自己的意見，避免言詞衝突發生，自然會有助於溝通。

從這些原則就可以發現，這類的溝通，是要進一步把許多不同技巧加以整合，並且一起運用。如此一來，就能夠較輕鬆地，進行與這類被視為麻煩人物的病人或家屬，做良性的醫病溝通了。

第四章

現在，到底病是怎樣了

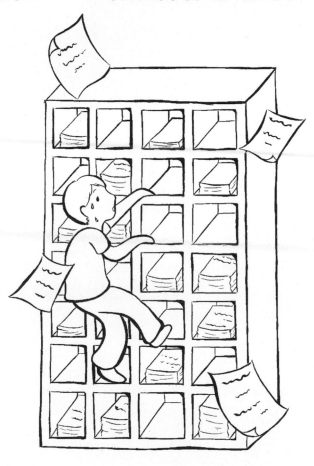

一直問、一直問

　　病人或家屬的焦慮，最主要來自於「對疾病的不解」。因為正在受病痛所苦的，是病人，對他們來說，痛苦的感受是很真實存在的！

　　雖然疾病的說明，可以增加對醫療人員的信任，但並非只是靠「一次」或簡單扼要的「說明」，就能夠讓病人或家屬有所理解或接受。

　　加護病房的會客時間，家屬們急急忙忙地分批進出探視，擔憂寫在每一個人的臉上。

　　一對兒女在 B 病床旁，緊握著病床上爸爸的手。病人腦中風出血後，意識仍然不清楚，在病房已經住了 5 天。護士

小姐進來，正想要跟他們解釋一下爸爸的最新狀況，女孩突然大聲說：「爸手好冰喔！他會不會冷？這裡冷氣好強唷！哥，你摸一下爸的腳。」

哥哥聽到後，轉身伸手握了一下他爸爸的腳：「真的是滿冰的！」

護士小姐聽到，有點小緊張：「那我們等下多給他蓋床被子、再穿上襪子，應該就不會這麼冰了。另外，你們也可以去買一些比較厚點的襪子給他穿，可能會更好些。「你爸目前狀況很穩定，血壓、心跳都在正常的範圍內。你們可以看看這個螢幕──」正當護士小姐還要繼續說下去的時候，女孩完全不理會：「我爸好像很冷耶？他的手腳都好冰唷！」她一直不停的搓揉著爸爸的手。

護士小姐只好說：「因為我們這邊空調是固定的，比較沒辦法調整。等下我馬上會幫他多蓋床被子。」

女兒看都不看著護士小姐一眼，反而轉頭焦急的跟哥哥講：「怎麼辦？爸一定很冷，他的手腳、都太冰了。」

護士小姐很尷尬：「好、好，我現在就去幫他拿被子！」

就看護士小姐走出病房，臉上帶著困惑以及些許的莫名其妙，這時那女孩又大聲補上一句：「我爸怎麼會這麼冷

呢？這裡空調不能開暖一點嗎？醫院都非要這麼冰冷嗎？」

這位病人是一位腦瘤患者，腦瘤本身是良性的，因此病人的意識狀況與症狀，在手術後沒多久，就有明顯的恢復了。

醫師查房時，才一腳踏進病房，就聽到這位年近半百的女病人說：「醫師，我的頭好痛喔！怎麼會這樣？我手術前不會這樣頭痛呀！」

醫師安撫她：「妳的手術滿順利的！因此，這個頭痛應該跟妳腦部沒有什麼關係，不用擔心！」

「可是，我這兩天痛到實在很不舒服，就是這裡呀！」她用手摸了一下右額頭：「我都已經痛到吃不下、睡不著了，怎麼辦？怎麼會這麼痛？」

「可能是術後傷口頭皮或肌肉的疼痛，吃一些止痛藥，應該就會好了！」

「沒有用啦！醫師，你們有開給我止痛藥呀！可是我吃了還是在痛；我是不是腦瘤又復發？」

醫師耐著性子哄：「不會啦，妳才手術完 3 天耶！妳那個頭痛，沒事啦！」

「那不然醫師你摸摸看，就這邊呀！」病人又再指了指頭痛的部位：「止痛藥吃了也沒用，我也沒辦法，真的就是沒完沒了的痛呀！」

「妳放心，腦部術後檢查沒問題，不然就開再劑量稍重一點的止痛藥給妳。」

就看那婦人一臉猶疑反問醫師：「那我吃止痛藥會不會上癮？我可不想之後一輩子都要靠吃止痛藥，怎麼辦呀？光想，頭真的就更痛了耶！」

一位中年先生懊惱的走進診間，他說：「自從上個月撞到頭以後，記憶力變好差，工作超沒效率！」

醫師問診以後，判斷他應該是腦震盪後的症狀；便開始跟他進一步解釋：「腦震盪後頭痛、頭暈、記憶力下降都很常見的——」醫師還沒講完，這位病人就忙著插嘴：「醫師，那怎麼辦啊？我的工作很需要記東西，這樣一來，我實在沒辦法繼續工作下去了！」

「我現在就是要跟你解釋，你這個狀況會改善！不用擔心！」

「會改善？那會好嗎？現在工作多難找啊！這份工作我

找了快一年，好不容易才被錄用到，而且競爭很激烈，我只要表現稍差，就很快被別人取代。所以，醫生你老實說，我到底會不會恢復正常？會不會被老闆 fire 掉啊？」

「基本上一定會改善！而且大多數的人都會好，就是回到原本的狀態！」醫師認真回答。

「大多數人？那我會不會是倒楣的那個少數？」

「臨床上，一般經驗，就是記憶力會改善，可是每個人狀況不一樣，我也沒辦法給你保證！」

「那有沒有什麼救急的特效藥？可以增進或彌補記憶力的？拜託幫忙一下好嗎？自費或多貴都沒關係！」

醫師為難又無奈的說：「到目前為止，應該還沒有吧？」

醫療端這麼想

　　這樣的病人，很容易引起醫療人員的「煩躁」，常會讓醫療人員覺得：

　　「我剛剛不是回答完嗎？」

　　「這個問題，2分鐘前你不是才問過嗎？」

　　「怎麼都有聽沒有懂啊？」

　　這樣的反覆追問，其實就連一般人的耐心也都早已消磨光了，更何況常常是必須要照顧很多人的醫療人員？然後他們就會想：

　　「不能再跟你耗下去了，還有那麼多病人在等看診！」

　　「這個問題，讓其他醫師來回答好了！」

病人端這麼想

　　病人會覺得：

　　「我就是不懂，不問個清楚，怎麼行？」

　　「醫生怎麼可能會聽不懂我的問題呢？」

　　焦慮、緊張,是這類病人最典型的代名詞。所以,心中會充滿了「不知所措」,最後變成遊走各醫院,見醫生就問,一個醫生換過一個醫生,遍尋解答,但卻始終無解!

心理師這麼說

　　三個小故事的相同之處,是醫護人員的回應,感覺怎麼都跟病人搭不上線。

　　而這些都是醫療情境中常見的狀況。雖然每個病人或家屬,遇到的問題不一樣,但是他們內心都有一個相同的點:「對病情狀況的焦慮」。

重複問相同問題

　　這樣的焦慮,有時是太過的擔憂,造成了一個令醫療人員聞風喪膽的結果,就是「重複一直問相同的問題」。

　　可惜的是,醫病溝通的過程中,醫療人員會傾向把「病情重點」在跟病人解釋過就行了,而忽略了病人或家屬「一直問、一直問」是反射了「現在到底病是怎樣

了」的焦慮心情。

　　這樣的情境如果拿來作為醫病溝通的教材，試圖教導醫療人員，在溝通時要再多關注一下病人或家屬的心情，保證常會得到醫療人員類似這樣的反應：

　　「拜託，我又不是精神科醫師，還得顧及他們的心情？」

　　「不然，就請他們去看心理醫師就好了！」

　　「也沒有人顧及我的心情好不好？」

　　麻煩的是，當這樣的想法出現時，就可以知道，醫病溝通一定不會順利了！

　　在處理這樣的醫病溝通難題時，我常說：「解鈴還需繫鈴人！」而這繫鈴人，當然指的是「醫療人員」了。最簡單的方式，倒不是得要求醫療人員再多花時間，去體會病人或家屬的心情，反而是去展現他們原本最擅長、也最熟練的能力，也就是「他們的醫療專業」。

　　這樣的方法，就稱為「引導」！

　　所謂「引導」，並非是簡單的「告訴病人」該怎麼做，更重要的部分，是在於能夠做到下列兩個程序：

先想到病人還沒有想到的事情

這就是所謂的「預測力」，也是醫療人員最容易展現的專業，與取得病人信任的最佳方式之一。

舉例來說，一個腦震盪後第 5 天來門診求助的病人，有明顯的頭痛、頭暈症狀，也開始覺得自己的記憶力不好。一個好的「引導」技巧，會在病人尚未提出疑問之前，就清楚告訴他：

※ 這是什麼病？

※ 這樣的症狀，是得病後常見的表現。

※ 這些症狀，多久之後會改善？

※ 這些症狀的原因是什麼？

※ 如何處理這些症狀？

藉由這些具體的問題來說明病情，病人通常也會立刻感受到這位醫療人員，對這個疾病的了解與專業，自然而然對醫療人員的信任感也會馬上提升。

使病人跟著醫療人員的想法，來思考事情

第二步是比較困難的一步了！就是要「引導」病人

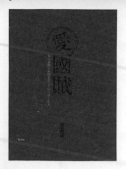

from

THE BED OF
PROCRUSTES

大塊
LOCUS
文化
Future · Adventure · Culture

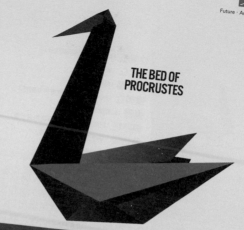

黑天鵝語錄

隨機世界的生存指南，未知事物的應對之道

Nassim Nicholas Taleb

席玉蘋 譯

大 塊 文 化

黑天鵝語錄
隨機世界的生存指南

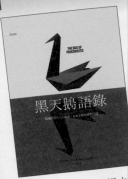

書名《普洛克拉斯提之ʝ
拉斯提是一位國王，為ʝ
矮的人身體拉長。故事ʝ
發展的縮影──改變人ʝ
型不符、發明疾病以和ʝ
隸。嬉笑怒罵兼而離絕ʝ
印象。塔雷伯以他一鍼ʝ
價值觀與現代的迂蠢ʝ
種幻覺。

作者 納西姆 · 尼可拉ʝ
把最多時間花在遊ʝ
（Wharton School）的ʝ
過交易員，現於紐約ʝ
富陷阱》（*Fooled by*ʝ
（The New York Timeʝ
的一個試金石。

定價220元

大 塊 文 化 8 月 新 書 預 告

白虎之咒
一段交織愛情與冒險的史詩巨著
今年暑假你絕對不能錯過的奇幻旅程

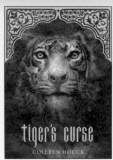

原文版書封，中文版書封製作中

上市不到兩天，即登上邦諾書店暢銷排行榜第一名！
首刷25萬冊，美國出版社Splinter重金砸下25萬美元
宣傳費！

電影版權已售出！

《白虎之咒》（*Tiger's Curse*）在2009年由美國出版
社BookSurge Publishing出版平裝本時，已大獲好
評。這是作者科琳 · 霍克（Colleen Houck）的第
一本書，其亞馬遜網路書店的電子書kindle版本也
有傲人銷量，讓她躋身青少年Kindle讀物銷售冠軍
的作家。2010年1月，美國出版集團Sterling旗下的
子品牌公司Splinter將於2011年1月隆重推出新版本
《白虎之咒》，並不惜砸金25萬美元的行銷費用宣
傳本書。

激情。命運。忠誠。你願意賭上一切，改變你的命運嗎？

這個夏天，十七歲少女凱爾西不會料到，自己將打破一個三百年的印度古
咒，和一隻實名為Ren的白虎，環遊半個世界。但這些確確實實發生了。

與黑暗惡勢力交手、令人神魂顛倒的魔法，在一個所見都似乎不可能為真的
神祕世界裡，凱爾西甘冒一切的風險，試圖拼湊一個古老的預言，及可以
成功打破詛咒。《白虎》三部曲是部史詩般的奇幻浪漫巨著，揉合了動作、
歷史、史詩、浪漫和魔幻的精彩故事元素，讓你捨不得放下書，渴望讀到更
多。

作者 科琳 · 霍克（Colleen Houck）

在成為作家之前，科琳是一位嗜讀者。她喜歡的書籍裡，一定含有動作、冒險、
科幻，以及浪漫等成分。從瑞克斯學院（Rick's college，楊百翰大學的前身）取
得學士學位後，她接著到亞利桑那大學就讀，但入學不久便輟學，接下教會的工
作，並在教會認識現任丈夫。從那時起，她便有千奇百怪各種不同的職稱，如：
集團倡導者、甜甜圈灑糖霜女孩、中國廚房經理、沙拉吧專家，以及最近的美國
手語翻譯。此外，她還自認是製作大麥克及大培根堡的專家。是的，你沒猜錯，
「Food Network Channel」是她最愛的頻道。她曾住在亞利桑那州、愛達荷州、猶
他州、加州和北卡羅來納州，現在則是永久定居在塞勒姆（奧勒岡州）。

從被焦慮束縛的狀態，轉換成可以自己知道，如何處理疾病所帶來的困擾。

這我把它稱之為「說服力」！

病人的焦慮，最主要來自於「對疾病的不了解」。雖然對於疾病的說明，可以增加病人對醫療人員的信任，但並非只靠一次或簡單的「說明」，病人就能夠了解或接受病情；因為正在受病痛所苦的人是病人，對他們來說，痛苦的感受是很真實存在的！

最好的方法就是要能夠「穩定且多次」的跟病人或家屬解釋病情，不論病人問多少次相似的問題，也能得到醫療人員相同且肯定的答案。如此一來，才能確定病人對於這個疾病的看法已經與我們相同。

麻煩的是這些「一直問相同問題」的病人，醫療人員常常避之唯恐不及！因此，也就錯失了很多機會，讓醫病溝通更加有效率。

其實「引導」的技巧，說穿了也僅是讓醫療人員展現出原本的專業能力，再加上一點點的耐心。如同上面的三個故事，醫療人員若能在病人或家屬「第一次」問了「與前一個問題相同」的問題時，就立刻展現「預測

力」；並且在接下來的病房巡視與門診看診的過程中，
展現出「說服力」。病人的焦慮通常就會慢慢減輕，而
且也會把關注的重點放在跟醫療人員相似的地方了。

第五章

重點，不是疾病本身
該如何處理

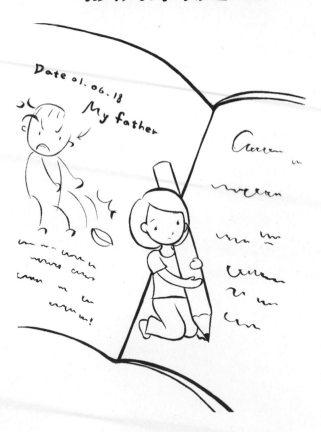

只記一件事情

　　醫療工作中，往往習慣將焦點集中在「疾病」上，很用心地想要解決病人與家屬「疾病」的問題！

　　然而，病人與家屬卻常常會把焦點放在「自己」或「病人」身上。也就是說，重點並不是疾病本身該如何處理，而是在於「我」該如何面對這個疾病。

　　門診走進來一位壯年男子，旁邊陪著的是個年輕女孩。

　　男子呆滯的坐下，診間的汪醫師問他：「哪裡不舒服啊？」

　　他恍若未聞、沒有表情、不作回答。

　　女孩著急的說：「醫生，我爸他從車禍開刀以後，都不

太說話，好像心情很不好？我很擔心他會得憂鬱症。雖然爸
體力好像有愈來愈好的樣子，催他、也會去活動活動；但是
如果我們不叫他，或找事給他做，他就只會一直發呆、整天
坐在沙發上。而且，如果一遇到一點不如意的事情，脾氣就
會發很大！」

　　汪醫師看了一下他的病歷：「頭部外傷後，常會有這些
行為上的問題，我請心理師來幫妳處理一下！」接著他轉頭
喊在隔壁診間待命的我：「啓正，這個病人麻煩一下！」

　　我進診間，看了一下病歷；發現這位頭部外傷、造成腦
損傷的患者，受創的部位，在我們稱之為腦的「額葉」部分
（frontal lobe）。這個區域，恰好管理我們人的性格、行為、
情緒等能力；因此自然也不意外，病人會有冷漠不想理人，
或是其他的情緒行為問題了。

　　我將兩位帶進隔壁的診間，並跟他們說明：「頭部外
傷，是會造成的情緒行為障礙、與認知功能損傷——」就在
解釋的過程中，話還沒說完，病人女兒突然插話：「醫生，
你說的這些，我都有記下來，你等一下！」

　　她低頭開始翻她的包包，拿出了一本 B5 大小的筆記
簿。這個筆記本雖然不大，但還算滿厚的，她開始忙著一頁

一頁快速的翻。

「哇！記這麼多喔？」看著她每一頁密密麻麻寫的一堆內容，我還頂佩服的。像這樣的照顧者，一開始的配合度都相當的高，會很仔細的聆聽醫療人員說的話、交代的事，並且嚴格的遵守，點點滴滴都巨細靡遺追加、完整不缺。

在她這本小小的筆記本裡，寫著她爸爸每天、甚至每小時、每幾分鐘發生的事情，她都不遺漏的記錄下來。即使她爸爸只是坐在沙發上，什麼都沒做，她也會記下：爸坐沙發上，兩眼睜著，直視前方。

「妳好用心，記錄得這麼仔細！」

她沒有面露得意，反倒是有點緊張：「不記不行呀！我媽要上班，我學校剛畢業還沒找到工作，自己一個人在家陪著爸爸，不做記錄，不知道該怎麼照顧他！」

我察覺到這女孩「巨細靡遺」的記錄，某種程度上，並非是想知道爸爸的問題，而是想讓她自己，在看護方面，不那麼緊張、焦慮。

「妳做得很好，花很多時間在關心、了解爸爸的狀況。」我試著先給她點信心：「但不知道妳有沒有這樣的感覺，就是這樣的記錄，對妳在照顧上，好像不一定有很大的幫

助？」

「對呀！我也覺得記了老半天，我還是不知道該怎麼處理我爸的狀況！」她不知所措的低下頭。

「其實、並不是這樣的方式不好，只是要稍微做些重新整理和安排。」

「是喔？那該怎麼做呢？」

「很簡單，一步一步來就好了，就先從只記一件事情開始！」她困惑的盯著我。

「妳覺得爸爸目前最困擾妳、或他自己的行為是什麼？」

「就是常發脾氣吧！」她說得不假思索。

「好，那妳就按照妳原來的方法，記錄爸爸發生的事情。但是，只記錄發脾氣、這一件事就好，其他先不管！」

「那要怎麼記？是只記發脾氣的時候嗎？」她眼睛瞪得老大的。

「對，還是按照妳原來的記錄方式，但就是其他事情先不去管那麼多，只記為什麼妳爸會發脾氣就好！」

她似懂非懂的點頭：「好，我來試試看。」

門診結束後，汪醫生問我：「咦？剛剛那個小姐，她爸爸頭部外傷的，你看的結果如何？」

「那個女兒的照顧筆記，寫得很仔細！」

「沒錯。」汪醫師苦笑一下：「她爸住院，還在病房的時候，就有點麻煩了。每天好幾趟，她都會把筆記本拿出來追問我們護士小姐，說她爸爸這樣啊、那樣啊、是不是代表有什麼問題？會怎樣嗎？要不要加緊治療呀？弄得我們護士小姐快抓狂了，不知道該怎麼跟她應對！」

「可能是獨生女，又幾乎自己一個人擔下照顧爸爸的責任，太緊張、太小心翼翼了吧？」

兩個星期後，這位病人和女兒又來門診找我。

「醫生，我爸都沒有改善呀！脾氣還是很大，運動也不做了！」接著，她拿給我看她這半個月來的筆記本，根本還是一樣嘛，一樣地巨細靡遺。

「上次門診的時候，請妳只記下『發脾氣』這件事就好了，可是看起來，還是全部的事情，妳都記下來了？」

「沒辦法呀！我覺得爸好像什麼事情，都跟發脾氣也有點關係；像早上叫他吃早餐，他沒有動作，我就靠近點叫他，他就發脾氣了。我就想說，是不是昨天晚上沒睡好？還是因為他胃口不好？我不知道該怎麼分，就還是統統都記錄下來了，比較放心！」她說得好無辜。

「沒關係，我知道了，我來教妳怎麼處理。」我重新再跟她解釋了一次：「妳這樣的記錄很完整！只是，妳需要做個分類，讓妳比較容易清楚『是什麼造成問題』以及『發脾氣的程度』，有沒有什麼不一樣的地方。」

我畫了一個簡易的表格給她看，有兩欄：左邊那欄記錄的是發生的事情，右邊的那欄寫的則是發脾氣的程度：

發生的事情	發脾氣的程度

「接下來妳去回想一下，爸爸從受傷以後脾氣最大的那一次是什麼樣的情況，把這個狀況記錄為 10 分。然後再去想想看，一般爸爸最平靜的時候是什麼狀況，把它記錄為 0 分。然後再在右邊的那一欄，依照每次不同的事件，把發脾氣的程度記下來。如此一來，就很快對「發脾氣」的這件事，在來龍去脈上，便有個很仔細的了解，而不會好像記的很多，卻不知道哪個比較重要了！

她很認真的點點頭，希望這次是聽懂了。

　　之後這位小姐和她爸爸又來了兩次，雖然筆記還是寫得很仔細，但是已經可以感受到，她對於爸爸的行為問題，分類釐清後，已經不再這麼緊張。還會頗有幽默感的跟我分享，她怎麼照顧爸爸的，怎麼「收服」爸爸乖乖聽話，不隨便亂發脾氣了呢。

醫療端這麼想

醫療人員面對這樣的家屬最常見的直覺：「怎麼有時間可以這麼巨細靡遺的記錄？」

以至於醫療人員與這類病人或家屬對話，就會變得「很小心」，深怕什麼事情說錯、或不小心口誤，都會變白紙黑字的記錄，或是引發不必要的醫療糾紛「憑證」。

病人端這麼想

病人家屬會有「理直氣壯」的委屈：

「我這麼認真的在記錄，也是努力想讓醫生，能更了解病人的狀況，而且我也依照醫護人員告訴我的方式，非常完整的記下問題。我這樣也不對？還要被嫌煩？」

這樣的心情，是很需要醫療人員的體諒、外加鼓勵與支持，畢竟許多家屬，面對長期的居家照護，常常是不知道該怎麼做才好？或是該怎麼面對往後，與病人一同生活過日子的。

▍心理師這麼說

　　其實在某種程度上，醫療人員對於類似像這個女兒的病人家屬，常是「又愛又恨」；不只如此，而且常會演變成「由愛生恨」！

　　像是這位小姐，就是在住院的時候，因為醫療人員跟她說過，爸爸因為腦傷，會有一些行為、情緒的後遺症改變，因此從那時候開始，她就很仔仔細細的記錄起爸爸的行為。

　　然而麻煩的是，這樣的「仔細」之後，常常造成醫療人員極大的痛苦！因為愈仔細、就愈容易發現問題，對這樣的照顧者來說，有問題，當然要進一步詢問！

　　所以很自然，就會發生醫療人員常覺得她很煩，不停不停地問、不停的追根究底。不管是「巨細靡遺的記錄」或是「問問題、找答案」，其實說穿了只是反映了這個女兒內心的焦慮。

為什麼沒交集

醫療人員與病人的互動，常常「沒有交集」！

為什麼會這樣？拿這個女兒來解釋就很清楚了。護士小姐在病房的時候，特別提醒：「這個病，會造成情緒行為改變的後遺症。」甚至很認真地告訴女兒：「出院後，在家要如何如何的照顧爸爸。」這點其實護士們做得很棒！

事實上，女兒也確實牢牢記住、接收到了這樣的訊息；只是更縈繞在她心裡，揮之不去的，是她太過於在意自己，有沒有妥善的照顧到爸爸？太過於擔心爸爸日後的行為問題該怎麼處理？她害怕有所閃失。

也因為如此，她才會得做出「必須讓自己安心」的方法，就是巨細靡遺地記錄。所以，醫療人員與女兒互動的重點，慢慢地已經不再是爸爸的「病情如何照顧」，而是該如何「緩和照顧者焦慮的情緒」。

單純接納，是降低焦慮的最大力量

這樣的「無交集互動法」對於醫療人員來說，常會

導致一個很明顯的結果，就是「跟疾病無關的事，與我無關」。

像這個女兒，後來的重點在於「仔細地記錄醫療人員有交代過」的事情，對她來說，她覺得她都照醫生護士的指示來做呀！

可是，醫療人員卻會覺得她不斷的在「盧」他們。為什麼一點點小事情也要問？明明就跟女兒講過要這樣處理了呀？她為什麼要把自己的緊張、擔心，轉加到我們身上？

每每聽到這樣的抱怨的時候，都會長歎一口氣！因為麻煩的是，當有這個想法出現的時候，就是宣告醫病溝通陷入低潮、甚至失敗的開始！

要怎麼去解決這樣的狀況呢？

我常常說：「只要學會接納！」

不論遇到什麼各式各樣不合理的要求，就是單純地接納病人有這樣的情緒、接納病人有這樣的行為、接納家屬有這樣的情緒、接納家屬有這樣的行為。

在試著接納病人或家屬時，有兩個原則要記在心裡：

一、接納不代表「接受」：

意思是說，接納是很中性地理解病人或家屬有這樣的情緒和行為，而並非是「同意」這麼做是對的！

有很多事情，還是需要醫療的專業來指引、說明。然而，畢竟病人或家屬遭逢病痛，又怎能要求每天過得快樂、常常笑臉迎人的和醫護人員互動呢？

二、接納不代表「花時間」：

常常醫療人員覺得：「我得花好多時間聽他講話，我忙都忙死了！怎麼會有時間聽他說這麼多的問題？別的病人怎麼辦？」

接納，指的是說：在醫療人員照顧病人或與家屬溝通的「那個當下（here and now）」；是完全專注在他身上，聆聽他的問題、理解他的狀況。

這跟「時間長短」完全無關；而是跟「態度」有關！醫療人員的盲點常是「在跟某位病人或家屬說明或溝通的時候，眼睛或心裡根本在想

另一個病人！」若是如此，花再久的時間跟溝
通都沒有用！

所以，只要學著做到「在那個當下，把心力只
花在那個人身上」，就可以做到接納，自然病
人或家屬覺得被在乎了，他們的焦慮，也就容
易紓解了！

第六章

你的眼神在哪裡

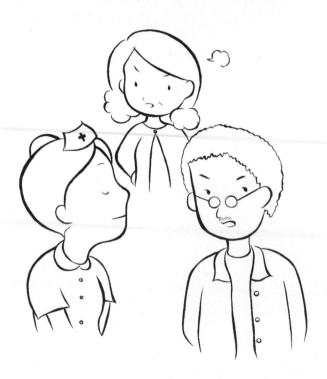

三色游移

人與人之間的溝通，第一印象，通常來自眼神的交流，有 60%–70% 的人，就在那一眼間，對互動對象的觀感，就定調了。

將近中午時分，我走進加護病房，這個時候正好是會客時間，也可以說是醫護人員最忙碌的時刻。可以看到護士小姐們不停地來來回回，有的在忙著整理病歷資料，有的要跟探訪的家屬，說明病人最新的狀況。

礙於醫院規定，一次只能讓兩位家屬進來看病人，最靠近護理站 C 床的病人家屬，在門口有了些小爭執，我站在護理站前，目光與注意力，不由自主地放在他們的身上。

　　「是怎樣？現在情況到底怎樣？是變好還是變壞？這樣一直昏睡不醒，怎麼辦？」其中一位壯年先生粗魯的不停追問。

　　一旁家屬隨口回著：「我也不是醫生，等一下再問問看醫生嘛！」

　　那位先生，嘴裡不停的低聲碎碎唸，愈唸表情愈火大。說實在的，當有親人住在加護病房，家屬怎麼會不緊張呢？我倒也不是因為這樣，才特別注意到這兩位家屬；而是我注意到了照顧這床病人的護士小姐，動作匆忙，拿著厚厚的病歷資料，準備要去記錄儀器上最新顯示的數據與計量。

　　這位先生突然衝過來攔下護士小姐：「請問我爸現在狀況怎樣了？」

　　護士小姐嚇了一跳：「你爸他現在情況很穩定！儀器上顯示的血壓與心跳，都很正常。」

　　「既然穩定又正常，那我爸為什麼都沒醒？手術後一直昏迷，這樣算是正常？到底怎麼回事呢？」

　　護士小姐不慌不忙回應：「這點，可能就要請醫師來跟你說明了！」其實，光聽對話的內容，可以發現護士小姐的回答很OK、也很適當，不算是有什麼問題。

在她記錄過後、轉身離開前,她也說了:「如果沒有什麼事,我就先去隔壁間!如果有什麼狀況,隨時可以叫我!」一樣地,她交代得很好,然後就走了。

這樣對話的內容也並不令我有太多意外,但是我注意到了那位護士小姐的動作,她在和病人家屬講這些話的時候,手上的筆沒停下來過,眼光只來回在不同儀器、和病歷記錄間,似乎是想要趕快完成手邊的病歷新資料。

面前的兩位家屬,反倒是有點像是會說話的佈景、或是舞台上跑跑龍套的路人甲、路人乙。護士小姐的應答其實說得很好,但問題出在她的動作;整個對話過程,她沒有與家屬,有任何眼神上的交流。無心的動作,卻有可能讓家屬產生了額外的氣憤情緒與誤會。

我突然間有些訝異,心想可能是因為太過忙碌了,以至於疏忽了這些身體上的小動作。我轉頭看看其他床的狀況。

我發現整個加護病房裡面,**醫護人員**,是會儘可能的傳達所知道的病情變化,給家屬知道;而家屬也很努力地提出他們的疑問。只不過可惜的是,彼此間眼神的交流,是不聚焦、甚至於匱乏的:

家屬專注的,是躺在病床上的病人。

　　醫護人員專注的，則是手上的病歷記錄與儀器上的數字。

　　在那一個剎那，我看見三種顏色：穿梭的白（醫師的白袍）、忙碌的粉（護士小姐的衣服顏色）、與不知所措的綠（家屬的隔離衣顏色），各自無交集的在游移著⋯⋯

　　這樣的場景，好像在每天的病房中都會上演：

　　當護士小姐忙著記錄病人的情況，以及觀察儀器數值的變化，這些忙碌瑣碎、又不容出錯的工作，使她根本沒有辦法「分心」，看看家屬，與他們有多些互動。然而，家屬也沒有空閒或心力與醫護人員好好交談，因為他們專注的一切，都放在病床上的親人。

　　然而，這卻顯示了醫病溝通中的最主要問題之一，醫護人員總是被自己得限時完成的繁雜工作束縛著；而工作量之大，使得他們覺得無法多花時間，停下來看看所面對的那個人，不管是病人、或是家屬。

　　這樣的狀況，通常只會造成一種結果，就是病人或家屬對醫護人員的第一印象很差：

　　「為什麼愛理不理的？」

　　「我們就是不懂才會急著問呀？」

醫療端這麼想

「累死了！忙都忙不完，雖然我也很想，但是我實在真的是沒有多餘的心力，去注意每一個家屬的反應。」

每位醫療人員的工作量，真的負荷很重。尤其是像在加護病房，那種壓力很大的狀況下，醫療人員的神經常是很緊繃的！

病人端這麼想

病人或家屬會覺得：「人都交在人家手上了，還是忍忍，別自找麻煩。」

病人面對這種狀況，常是充滿了無奈。麻煩的是，這樣的無奈或許對於「這一次」的醫療沒有發生影響，但絕對會造成心裡面對「下一次」醫療情況的「不信任」。

心理師這麼說

　　我要非常強調，舉這個例子，並「不是」要苛責醫護人員沒有盡一己之力，好好地關心眼前的病人或家屬。

　　醫護人員永遠都有繁重的工作，而家屬或病人總是有對於治癒疾病的渴望。仔細想想，對於醫護人員來說，再多的忙碌與辛苦，也不都是來自於「好好照顧病人」的這份從醫初衷嗎？

　　大部分的醫護人員，應對都很適當、正確！只是無心之過的表達方式，沒有能夠讓家屬感受到醫護人員對病人或是家屬本身的關懷，反而使得醫病溝通陷入低潮。若因無心之過，而有所責備、誤會的產生，任憑哪一位醫護人員也沒辦法接受這樣的結果。那要如何才能夠解決這樣的難題呢？

　　常聽醫護人員抱怨：「我真的實在很忙，哪有那麼多時間跟他們互動！」這句話裡面，最主要的關鍵，有兩個：

　　第一，「我真的實在很忙！」

　　不可否認的，大部分的醫護人員都有這樣的心聲，而且醫護人員也是「人」，工作經常超時負荷，不可能要求他們，時時刻刻都保持在最佳狀態。因此，要改變這個部分，茲事體大，事涉醫事人員人力問題，的確比較困難！

　　第二，是「哪有那麼多時間！」

　　這一點就是讓醫病溝通進步的重要竅門了，只要建立好「第一印象」！既然稱為第一印象，就代表只是一種感受，可能在一分鐘、甚至幾秒鐘就可以形成、就被決定。

　　第一印象的建立，絕對不會是在「要花那麼多時間」；重點應該放在，怎麼樣讓病人或家屬在「短短的幾秒鐘內」有好的感受、有受尊重的感受。只需要運用幾個肢體動作的原則，自然就可以讓病家感受到對他的尊重，而且絕不會浪費和耽擱掉多少時間的。幾個肢體動作包括：

請正面對著病人或家屬

　　由於醫護人員都很忙碌，常常在跟病人或家屬溝通的時候，不會正面對著他們，要不就坐在護理站寫病歷，要不就是側身在準備醫療用品。

　　因此，試著在接觸病人或家屬時，請盡量正面與他們互動；這根本不花一秒鐘，但病人或家屬的觀感，會很不一樣。

開放式的姿勢

　　姿勢有所謂「封閉式」與「開放式」兩種。

　　封閉式，就像是雙手交叉擺胸前，或是比較曲背的坐姿；開放式，就像是雙手自然垂下，或是坐的時候把手放在膝上。一般來說，開放式的姿勢會給人一種比較接納的感受，而封閉式的姿勢則會給人一種拒絕的感受。

　　醫護人員在與病人或家屬互動時，或許可以考慮先把手邊的東西放下來，不要擋在胸前，做出開放式的動作，自然而然就會讓人感到接納、尊重。看，肢體語

言，只要用心思，一點都不用花時間吧！

稍微前傾

人與人互動時的距離感，有時是最難拿捏的，但是在醫病溝通的過程中，病人或家屬，常會很需要得到來自醫護人員的訊息。

醫護人員，若能在互動時，稍稍前傾一些上半身，就會讓病人或家屬感受到對他們的關切與尊重。這，同樣不需要花時間！

眼神接觸

這是最重要的一點了，也可以說，眼神的交流是人與人溝通的必要條件！

只是，每當我在講解眼神交流的時候，常會有人跟我反映：「要一直看著別人的眼睛，好尷尬喔！」基本上，我們在看著對方時，可以試著只注意「雙眼與嘴巴所形成的三角地帶」即可。

也就是說，不須要一直盯著對方的眼睛，而是把視野放在這個三角地帶中移動。如此一來，一方面不會讓

自己因為一直瞪著對方的眼睛而感到不舒服，另一方面
對方同樣會覺得有在專注著他。這僅需要花不到 5 秒鐘
的時間，只要注意一下自己，做這樣的眼神接觸。

放輕鬆

　　要做出前面這四點動作，不須刻意矯情，自然就
好。有時候，為了要告訴自己得專注在對方身上，反而
會使得自己的動作顯得綁手綁腳、很不自然。這樣很容
易讓對方覺得奇怪。

　　話說回來，不管是什麼樣的動作、方法，最重要的
還是想藉由培養這些身體的動作習慣，最後能形成醫護
人員心裡的一種自然而然的「態度」；一種對「人」關
懷的態度，而不僅是對「疾病」的關心。

　　很能夠理解，當每個人在忙碌的時候，沒有辦法顧
及到別人感受到的態度；更何況是平常得照顧這麼多病
人的醫護人員了。然而利用這些完全不花時間的身體動
作，讓醫護人員在忙碌的時候也能夠提醒一下自己，注
意一下動作的表達，這種對「人」關懷的「態度」就會
自然浮現。

　　當然，這些一點都不用「花時間」！當對「人」的
關懷，成為醫護人員習慣成自然的氛圍時，這些動作根
本不需要再自我提醒，也都會順其自然的流露出來了。

第七章

討一個「病名」

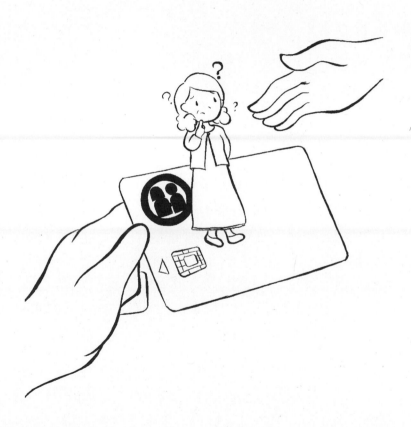

你在打發我嗎

　　她來看病，跟大多數的患者不太一樣，要的，不是開「藥」解決身體的不舒服；要的，也不是一個「檢查」，去找出不舒服的原因；而就只是一個「病名」，或可說，是一個「答案」。

　　門診進來的一位小姐，一坐下來就跟醫生說：「我兩年前腦震盪，現在怎麼還頭痛、頭暈得這麼厲害？而且我現在記憶力好像比以前差很多，做事情效率很低。」

　　林醫生跟她解釋了腦震盪後常會有的症狀，然後指著隔壁診間通道門：「請妳到隔壁去找楊教授，他會跟妳詳細地解釋妳發生了什麼事情，還有未來該怎麼解決面對。」

　　這位小姐很沮喪的在我面前坐下，開始訴說這兩年來發生的事情：「自從腦震盪以後，頭痛得真的很厲害：做事情做久了還會頭暈。就算休息了一整天還是不會好！很不舒服！」她眼眶一紅：「本來症狀好像有好轉，但是去年開始，症狀又慢慢加劇。而且，讓我，根本、已經、快沒有辦法上班工作了。」

　　「嗯、嗯！」我點點頭。

　　「我看了不同醫院，好多個醫生，每個都跟我說妳沒事，過一陣子就會好！可是，如果醫生真的沒說錯，我怎麼一直還這麼痛？這麼暈？根本就是屁話！」她生氣了：「後來，甚至有一個醫生叫我去看精神科！簡直叫我抓狂，因為他連正眼也沒看我一眼，憑什麼就以為我是神經病？」哇，她真動怒了：「我明明就是真的頭很痛呀！如果我不痛，我也沒有必要這樣裝病跑醫院，虐待我自己！」

　　「嗯、嗯！」我趕緊回應。

　　「醫生你直接說好了，到底該怎麼辦？我只不過要求頭不痛而已，有這麼難醫喔？」她的焦急咄咄逼人。

　　「妳這個病，叫做『腦震盪後症候群』。」翻著她的病歷資料，我一抬頭，正準備要繼續解釋一下這個症候群症狀的

時候，她放聲哭了出來。

不僅如此，只見她一哭不可收拾，索性把臉埋在雙手中，準備痛痛快快哭一場吧？

我有點被她這突如其來的情緒給嚇到！

藉著起身去把整盒面紙拿過來的同時，順便也穩定一下自己的心緒。

我輕輕拍拍她的肩，遞了幾張面紙給她。

「我就知道，這真的是一種病！我看了這麼多的醫生，從來沒有人願意告訴我，我得了什麼病！只是不停地跟我說，妳會好！妳會好！我明明就是沒有好嘛！」她語帶哽咽：「這兩年來，我為了要知道我到底得了什麼病，跑遍各大醫院，聽人介紹、拜託朋友找尋名醫，不只用健保看病，還自費，花了不知道多少錢，浪費了多少時間與精力；幾乎是榨乾了我所有的心神，但是怎麼樣都得不到一個答案，到底是什麼病？要怎麼治療？我都快要絕望了！」

說著說著，她又激動了起來：「我不過就是，只要知道，我得的到底是個什麼樣的病？我的要求會很過分嗎？我這個病，又不是什麼見不得人的病。」

「嗯、嗯！」她情緒太激動，我回答得加倍小心：「我了

解，得了這個『腦震盪後症候群』的病人，常常是過得很辛苦的。不過，頭痛、頭暈、容易疲倦、記憶力不佳等症狀，就是正常人，偶爾也都會發生。」安撫還是一定要的：「而且，妳的這些症狀，是不是一定跟兩年前的腦震盪有直接因果關係，可能都不這麼確定！這也就是為什麼，妳去看的每個醫生，都不願意肯定告訴妳，得的是什麼病，還都說妳一定會好！甚至，還要叫妳去看精神科的原因了！」

她安靜下來，我盡量委婉解釋：「臨床經驗告訴我，只要妳把注意力，集中在怎麼解決妳遇到的問題，而不是為什麼我會這樣？通常毛病自己就會慢慢好起來了！」別說我解釋得有點玄，問題真的是如此，不知道她能不能聽懂？

「我也不是一定要把我的問題，都推給當年發生的那場車禍，而是我真的頭痛頭暈！」她口氣緩和了些：「沒有醫生願意教我怎麼解決，只是一直告訴我，妳會好、妳會好！弄到後來我自己都沒信心了，一直在猜在懷疑，自己是不是得了精神妄想症？」

「放心，妳不會是什麼精神病啦！」這個保證，我掛得滿有信心：「妳只是需要方法，解決妳的不舒服！接下來我就來教妳怎麼處理妳自己目前的不舒服！」

「首先，有一個原則一定要把握住，就是，需、要、時、間。妳想想，有兩年的時間，妳都跟這樣的不舒服一起，日夜相處；也就是說，不管是妳的身體，或是平常的生活方式，已經都變得很遷就這些不舒服。所以，要改變它們，妳可能需要更多的時間，去調整妳自己的生活方式。」

「好，那你說我該怎麼做呢？」她接受了我的解釋。

於是我就依照她最主要的三個問題：頭痛、頭暈、記憶力不好的順序，教她怎麼去處理這些問題，以及去解決這些問題所造成她在生活上的困擾。

舉例來說，她覺得頭痛目前對她的的影響最大；我就請她做一個簡單的「頭痛日記」。也就是把頭痛的程度，依照0分（代表完全不會頭痛的狀況）到10分（代表目前經歷過最痛的那次經驗）做個分類。

試著在不同的頭痛程度時，以不同的方式解決。例如：

※ 1–4 分，休息一下自然就會好。

※ 5–7 分，立刻得停下手邊的工作，否則會愈來愈嚴重，要躺下來休息 20 分鐘以上才會好

※ 8–10 分，一定要吃藥並且休息才會改善。

當建立好這樣的頭痛日誌後，就很容易自行處理頭痛帶

來的生活上的不適。一方面不會覺得頭痛就得吃藥，又擔心
會不會有成癮的問題；另一方面也不會焦慮自己腦部是不是
有什麼問題，不知該如何解決了！

　　這位讓我印象深刻的小姐，當然可以用「很龜毛」的角
度來看她，也許你會認為：「知道個病名有這麼重要嗎？反
正知不知道，又有什麼關係？能把病治得好，不就好了？」

　　久而久之，這便使得醫療人員在與病人溝通的時候，常
常疏於去體諒，病人有時候，只是想要單純的對自己的病，
有多一點的了解，不再一直陷於不明不白的恐慌中。

　　仔細想想這位小姐的遭遇，會覺得滿無奈的，一個病人
想「對自己的病情多認識一些」到底有什麼錯？任誰聽到這
麼基本的需求，都不會覺得過分，不是嗎？

　　如同她後來自己所提到的：求醫並非全然要什麼仙丹妙
藥，只是想要知道自己怎麼了？得了什麼樣的疾病？她不想
被「莫名其妙」的打發，如此而已。

醫療端這麼想

「你沒有問題啦!」進一步的意思是「你何苦庸人自擾呢?」這是醫療人員面對這類病人最常見的想法。

其實醫療人員的意思,是想跟病人說:「你真的檢查沒有病,不用擔心了啦!」出發點是很良善的,卻常會在表達的時候,直截了當的說出:「這個病,跟腦子無關啦!」

病人端這麼想

病人會覺得「我要求的不多呀!我只是要個答案!我只是想知道我自己怎麼了?」

「我不想再只是一味地拿藥,卻不告訴我,我發生了什麼事情?」這樣的一種「求知慾」,其實在目前的醫療情境裡,隨著病人的知識水準愈來愈高,也愈來愈常出現。

心理師這麼說

請注意一下，我前兩次的「嗯、嗯！」回應。

第一次，是在這位小姐說明她腦震盪的症狀之後，通常聽到這裡，很多醫師已經想把她給打發走了。因為他們知道，這位小姐的症狀應該跟腦部沒有關係，一切的症狀極有可能是她自己在「庸人自擾」。

第二次，是在這位小姐說，甚至有醫師建議她去看精神科，她覺得令人抓狂。事實上，這的確是大部分醫療人員心裡的想法：「妳的腦部又沒問題，看了這麼多醫生也都說妳沒事，妳是心理問題的機會很高，應該去看精神科！」

由此可以發現，這位小姐之前不論看了多少位醫師，機率很高，都是被用一種「她很龜毛」的心情來看待她。可想而知，怎麼可能解決她心中的疑惑呢？

基於我自己多年來處理「腦震盪後症候群」的經驗，我試著幫她用「多了解自己」的角度，來跟她互動。因此我很直覺地告訴她：「其實妳得的就是，腦震盪後症

候群，這樣子的一個疾病。」

　　當然，這位小姐的失控哭泣並不在我當時的意料之中；但是我相信，這個哭泣代表了：說出這個簡單的病名，代表我能夠了解她這兩年來的辛苦、體會到這兩年來，她不被理解、甚至被誤解的心理挫折與打擊。

給病人支持的力量

　　但是，弔詭的事情來了；在醫病溝通的過程中，病人有這麼單純的需求，要一個「病名」，卻常常會「不被允許」！

　　醫療人員有時候會覺得：

　　「病人又不是醫療專業人士，講了這些專有名詞，她可能也聽不懂，怎麼會還有這麼多意見呢？」

　　「建議病人轉精神科去看好了，可能比較容易解決她的問題！」

　　這些想法其實代表，在那個當下，醫療人員把重點放在「疾病」，使得「一個沒有病的人，不需要看醫生」這樣的想法，阻礙了醫病之間的溝通。

　　這樣的病人，有時候再好解決不過了；她其實比醫

療人員更了解她自己遇到的問題。而醫療人員需要做的，不是提供她什麼藥物、檢查、或什麼一蹴可幾的治癒方法。只需要「再保證她的想法」就好了！

　　所謂的再保證，就是告訴病人：「你的某些做法，例如：仔細地記錄自己的病情變化，或是上網、尋求第二意見、希望能得到自己的病歷資料以備後續參考等行為，是對的！是值得繼續進行的！」

　　可惜的是，這些行為常會被誤以為是「找麻煩的」，甚至是「有敵意的」。如果能夠利用「再保證」的做法，加上醫療人員的悉心治療，問題自然而然就會迎刃而解了。

　　以這位小姐來說，一句話，解決了她兩年來的困惑與痛苦！而我做的，並非花好幾次的心理諮商與治療，也非一兩個小時的談話，僅是單純地把焦點放在「她堅持想了解自己的問題」上，這個值得醫療人員肯定的想法。

　　當我告訴她，她得的是「腦震盪後症候群」，其實也是「再保證了」她這兩年來一直要尋找答案的行為，某種程度上是對的。她也自然而然地會覺得：「我的問

題，你懂！而且你甚至解決了我多年來的疑惑！」接下來我所提供的建議與治療方式，她當然就很容易接受了。

第八章

謝謝你陪我

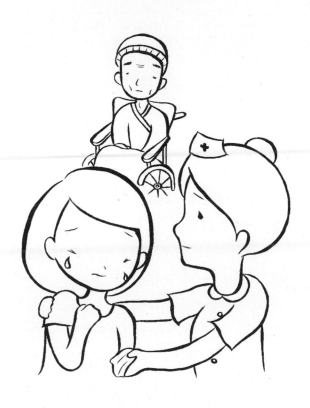

尷尬的一片死寂

人與人的溝通過程，大部分時間裡，正常狀況下，都是靠語言所堆砌出來的。

只是，倘若你在心情低落，或者心裡有所牽掛的時候，語言表達，反而會成了多餘、成為一種負擔。

春寒料峭的三月天，窗外，滂沱大雨……近中午的時刻，我推開邊門，走進加護病房。

護士小姐看到我，匆匆忙忙小跑過來，緊張的說：「啟正，快幫個忙！我真的不知道該怎麼處理這個狀況？」

看她這麼著急，我故意放慢了一點講話的節奏：「先不急，妳說說看，怎麼了？」打從心裡，我就直覺鐵定沒什麼

好差事。

「是這樣的啦！病人是一位老阿伯，手術後狀況就一直不太好，昏迷指數也都只有 3–4 分左右。但是，重點不是老阿伯，術前他就知道自己的病情，而且家屬也都已經有心理準備了。」

我狐疑的看著面前的這位「新手」護士，她在說什麼？重點不是老阿伯？可是家屬不也都已經有心理準備了？

「是他小女兒啦！這女兒每次一進來，就只默默地坐在窗邊，一句話也不說，就是一直哭、一直哭。」年輕的護士一臉苦惱：「我都不知道該怎麼跟她溝通？家屬呢，只有她會來看老爸爸，我們好不容易等到病人家屬來了，她卻不理人，一直在哭，那我到底是要跟她說說她爸爸現在的狀況？還是要安慰她啊？」

我走進那間加護病房，雖然中間隔著病床、心電圖儀器、血壓計、生理監視器、氧氣機、電擊器、拍痰器、導尿管等維生監控機器，我第一眼就看到那個女兒，側坐在窗台邊，及肩長髮，披散在姣好蒼白的臉頰上。當然，就像護士小姐所說的，她食指上捲著手帕，不停的拭著淚！

「妳好，我姓楊，是臨床心理師。」輕輕的表明了的身

份，擔心驚嚇到她：「我來關心一下妳的情況。」

　　她繼續專心的哭，頭也沒有回，不理我，沒有任何表示。

　　整個病房內，可以說是「尷尬的一片死寂」。這種安靜，尤其又襯托著窗外的大雨聲、與監控儀器的嗶嗶聲，更是顯得我們倆個人之間的陌生與距離。

　　大概過了有半個多小時左右吧？她還是直直望著窗外啜泣。我看她的手帕濕透了，掏出口袋裡的面紙遞給她。

　　她第一次抬起頭來，盯著我問：「怎麼會這樣？怎麼會這樣？」沉默了一陣之後，又繼續哭了起來。

　　「妳的難過，我懂，我可以體會。」

　　接下來，她就只低著頭垂淚，沒看我一眼、沒再說任何一句話，繼續專心的哭，直到護士小姐進來提醒：「會客時間結束嘍。」

　　我站在原處，她慢慢起身，邁開步伐：「楊心理師，謝謝你陪我！」她鼻頭、雙眼紅腫，在擦乾眼淚、深呼吸、戴上墨鏡後，就冷冷的離開。

　　佇立在病房內，回想剛剛將近 60 分鐘，我做的事情，就不過「兩句話」──

一句：「妳好，我姓楊，是臨床心理師。」

另一句：「妳的難過，我懂，我可以體會！」然後，遞上補充用面紙。

如果真要說，還有點什麼的話，那就是一雙站到快要麻痺的雙腳……還有，那新手護士，三不五時來回走過這間加護病房時的偷瞄兩眼。

「白做工嘍？」新手護士溜過來問。

「也未必！」我決定給她機會教育一下：「這個女兒雖然一句話都沒說，但是她的哭泣已經代表了一切。」

新手護士兩眼問號。

「她的難過與無助，雖然妳們感受到了，但卻不知該如何承接；反倒是適時的陪伴，與單就遞上面紙這些簡單的小動作，比要她試圖說出些什麼話來，還更具有關懷的力量。」

對話雖然少，但隨著時間流逝，到她臨走前跟我說：「謝謝你陪我！」的親切感。卻可以感受到沉默中，醫病間的距離，是愈來愈近的。

沉默，說穿了，就是都不講話！

說起來容易，但是如果請你現在自己試著做做看：

跟身邊的朋友碰面時，兩個人都先說好：「從一開始

都，不說話！」保證不用幾秒鐘，大家就會憋不住，相視而笑！

　　其實倒不必覺得不好意思，這只是代表人與人的溝通過程，大部分時間裡，都是靠語言所堆砌出來的；只是弔詭的地方在於，倘若一個人心情低落，或者心裡有所牽掛的時候，語言表達，反而會成了多餘、成為一種負擔。

　　無巧不巧的是，「醫生、病人」之間的溝通，很多時候正符合這樣的情境。大部分的病人或家屬，是不會帶著愉快的心情進入醫院；甚至有很多家屬，難過的時候，就在病房外找個角落掩面痛哭。

　　「都數日子在過了，還要醫護人員被囉哩八唆嗎？」

　　這些，成為病人或家屬，最普遍的心情寫照。

　　反過來說，正因為病人有這樣的心情，我也常聽到醫療人員跟我抱怨：

　　「我又踢到家屬的鐵板了，每次去巡房，不理不睬的，我怎麼跟他們說下去？」

　　醫療人員也一樣會有挫折感，自己明明也很關心病人的進展，可是為什麼病人或家屬，一副冷漠樣？到頭來，還要責怪醫護人員：「只會一直催，一直要接受某種治療，要不

然就趕人出院！」

　　這樣的不理解與誤會，幾乎是每天都在醫院裡上演。我常勸醫護人員：「解決的方法其實很簡單，不過就是當局者迷，旁觀者清罷了！」

　　想想看：

　　如果在心情很糟很糟的情況下，你還可以很專注的聽別人說話嗎？或是別人說什麼，都會給他們回應嗎？答案很明顯，大部分人都是否定的！既然如此，身為醫療人員，又怎麼能夠要求病人或家屬，在身心受創的低潮、悲傷的情境下，還很有反應的來「聽醫生的話」或「護士的交代」呢？

醫療端這麼想

這樣的病人家屬，會讓醫療人員感到「很挫折」。

「想要幫忙，也不知從何下手」、「想要多關心一些，但卻好像也顯得多餘」。久而久之，通常就會想說：「算了！默默地祝福她心情會早點平靜下來，就好了！」

病人端這麼想

病人家屬的內心世界，是激動而且複雜的。

畢竟，最愛的親人躺在那裡，可能永遠不會再回到身邊了，太多的情感糾葛，非外人能窺見一二。

「好傷心、好難過、想自己一個人，安靜的想一想……」常是家屬的心情寫照。在這個情況下，有時候，看似不想要被打擾的，但若完全不予以理會，他們卻又覺得怎麼那麼孤立無援，其實是真的滿需要陪伴、靜靜的陪在一旁就好。

心理師這麼說

當溝通不來的時候，請多給彼此「沉默」的時間，一切就自然迎刃而解。

試著把沉默，也當作是一種病人或家屬與醫療人員的溝通方式，大部分的醫療人員，只是把「沉默」當成「病人都不說話！」

實際上「沉默」的內涵很豐富，只要多花幾分鐘，甚至幾秒鐘的心思，去體會一下彼此的沉默，就會得到很棒的溝通效果！

學術文獻與臨床經驗告訴醫護人員，沉默包含的意義：

※ 如果是在溝通一開始時，病人就表現沉默；代表「他不願意進行這次的溝通」可能性較高。

※ 病人只是不知道，下一句話該講些什麼，才沉默了。

※ 病人只是覺得，心事被看穿了，會有些尷尬。

※ 病人還沒準備好，要把痛苦的情緒說出來。

※　病人在等著醫療人員，做一些說明或解釋。

※　病人還在回想醫護人員剛才所說的話。

※　病人才剛剛從負面的情緒中，回過神來。

這麼多沉默可能代表的含義，其實並不是要醫療人員去把它們統統找出來；而在現今醫療事務這麼繁忙的醫院體系內，也很難能做得到！

然而請試著了解「沉默」，只是病人或家屬，想要告訴醫療人員：

※　因為我們的所知有限，不知道要怎樣和醫療專業應對？

※　我們即使沒有講出一句話來，請體諒一下我們這幾秒鐘的沉默。

彼此體諒一下沉默，也許會比醫療人員只專注在花兩分鐘看病人的病歷資料、花五分鐘寫住院記錄所需要的時間更少，就可以將醫病溝通做得更好！

第九章

幹嘛再聽你談下去

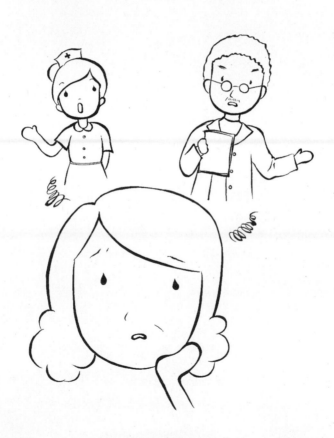

罪惡感

在學術領域裡面,有所謂的「困難病人或家屬」,並非是指病人或家屬,所遇到的醫療狀況很困難;而是代表著,他們具有某些人格特質,而使得醫療人員不容易與他們產生良好的互動。

早上一出門,就意外遇到大塞車。

原因是有人超速造成連環追撞,被追撞的其中兩車,就打橫在車道上,受損嚴重,非得等拖吊車不可,偏偏上班尖峰時間,拖吊車要鑽進車陣來拖,大家有得等了,即便是有交通警察的指揮,對疏導車流量效果實在有限。

從家裡到醫院,平常一早上班時間就算車多,也不過花

個半小時左右，今天這下子花了快要一個半小時、三倍時間，才到醫院。

氣急不免的開門進診間，隔壁王醫師立刻招呼：「啟正，這個病人請她過去給你看一下好嗎？」

「喔、好！」雖然嘴巴上我說著 OK，但是心裡面卻是有點嘀咕，連氣都還來不及緩一緩呢。用力深呼吸，盡量調整了一下心情，請那位病人過來診間。

「我十年前腦震盪過，然後這麼多年下來，一直頭痛，都不會好！」一位中年婦女進診間，劈頭就抱怨。

「頭痛醫不好也就算了，後來沒多久，我又開始動不動就頭暈，搞得自己像個廢人似的，這下子，連上班也沒辦法上了！」

「妳這個問題，跟腦部的關聯性，應該已經不高了！因為畢竟這是十年前發生的事情。」我試著開導。

「是這樣子的嗎？可是我除了頭痛、頭暈之外，記憶力這幾年也明顯下降，很多事情我都記不起來，會不會是我腦子給摔壞掉了？還是引起失智加癡呆的併發症了？有需要再照張電腦斷層嗎？」

「這種記憶力不好，腦震盪後是常常發生，不過通常

一、兩個月後就會好，妳應該不用太擔心——」她毫不客氣的打斷我的話說：「醫生，那我背痛也越來越厲害耶，是怎麼回事呀？會不會是腦神經受傷，疼痛一路擴散到我的脊椎神經也遭殃了呢？」

「應該不至於吧？」這病人想像力真夠天馬行空：「如果妳一直將身體上不同的疼痛，歸咎在十年前的腦震盪上，很容易會變成另外一個問題喔！」

她滿臉緊張兮兮：「那不就是得去看精神科了？」她自問自答的恍然大悟：「難怪喲，前幾年，就有醫師叫我去看精神科了。我也很聽話的去了呀！可是醫師給我開的藥，一點用都沒有，我還是很不舒服，記憶力還是在退化呀！我看我八成得了失智症沒得醫了？」

這病人真能「牽拖」，又不聽我把話說完。

「一般來說，是不會啦！」換我見縫插針的搶話：「可是，如果以妳的狀況，我很擔心這樣的心理問題，可能會影響妳的生活！」

她又是一臉疑惑：「心理問題？我不是心理問題啦，醫生，我是頭痛、頭暈，然後導致我記憶力不好，沒辦法專注的做好一件事情，日子過得很煩啦。」

意識到她的語氣似乎高亢了起來，我放慢說話速度：「我的意思是說，腦震盪後的症狀，原因有很多。但是要像這樣十年以來，都一直很不舒服的，並不常見；而大多數有跟妳有類似狀況的病人，很多是心理因素造成的。我才會說，依目前的狀況看來，可能跟心理問題有關。」

她的臉上沒什麼表情，也看不出她是聽懂了我的說明？還是不願意繼續聽下去？

我接著問：「平常在家都做些什麼？」

「頭痛都沒完沒了，還能幹嘛？」

「那現在覺得最困擾，影響生活的，除了頭痛之外就沒別的了？」

「就是頭痛，一煩就痛，越痛越煩。」

「那我來跟妳說，頭痛該怎麼處理。」

同樣地，我把「頭痛日誌」的方法，做了說明。但是我注意到她大部分時候，沒表情、低著頭默默地聽著，完全沒什麼回應。

「有什麼疑問嗎？」我問。

她自顧自的說：「醫師，那我吃藥會好嗎？那藥要吃多久咧？最近有什麼新的特效藥嗎？」

顯然，我的說明她並沒聽進去。

我只能點著頭回答：「吃藥，是會有幫助的。」

「那你們有開止痛藥給我嗎？」她眼睛一亮。

我看了看王醫師的處方箋：「有！」

她二話不說不問，竟然就笑著起身離開診間了。

身為心理師，我難掩一絲的錯愕，和隨即而來的些許罪惡感，彷彿，我沒有盡好應該要負的責任，這樣的溝通，算不算是「非戰之罪」的挫敗啊？

在我一早經過了一個半小時的塞車，趕進診間，也還沒稍喘口氣，做好準備溝通的調適，就進入談話過程，我的心情鐵定不佳，甚至可以說，是處在一個混亂氣惱的狀態下。

一開始的時候，我並沒有留意到這樣的心情，使得我的說明，雖然跟以往面對這類病人一般無異，但並沒有顧及到這位小姐內心真正的需求：她的焦慮。

自己檢討下來，發現到，病人後來說的話愈來愈少，甚至面無表情、低頭不語，這就代表了她對我的不信任、不再想和我說下去了。而我卻疏忽掉了……

醫療端這麼想

如同我的狀況一般，醫療人員若也遇到這個情境，根本就「還沒有開始想、還沒有時間思考」。

事後病人的反應，常會使醫療人員接連好幾天，都留下「一陣的錯愕」與「帶著些許罪惡感」的反思心情。

病人端這麼想

病人會覺得：「你講的，跟之前別的醫生講的有什麼不同？不覺得你有比別人更專業呀？」

「不同醫生老說同一套，根本沒有解答我的疑問呀？」

「我幹嘛再繼續跟你談下去？」

最後的 ending 當然就……

心理師端這麼說

我曾經非正式的訪查醫療人員，想了解大家是如何

與病人或家屬互動。結果發現大部分的時候，多數醫療人員是能得到病人滿意的互動回饋；只有在遇到少數「困難病人或家屬」時，才會發生問題。

　　舉例來說，這些具有某些人格特質，而使得醫療人員不容易與他們產生良好的互動的人，比較有「歇斯底里」傾向。使得他們在與醫療人員互動時，常常問東問西，但是問不到真的跟醫療相關的「重點」。或者，有些人比較「多疑」，醫療人員的小動作，也會被注意，使得醫療人員常常動輒得咎。

　　藉由這幾年的臨床經驗，再加上身為臨床心理師的本能反應，我並不覺得醫療人員一定得學習「與這類病人或家屬溝通的技巧」，反而是只需要「做好準備工作」即可解決大半問題。

　　面對這些困難家屬或病人，並非是醫療的問題有多難解決，而是這些人的性格與行為，常會引起醫療人員的反感與負面情緒，尤其是煩躁與生氣。

　　這樣的負面情緒會造成進一步的惡性循環，使得醫療人員不願意、或沒有心情跟這些病人或家屬繼續溝通下去，如此一來，醫病溝通當然會失敗。

　　解決這樣的惡性循環，最好的方法就是醫療人員能發現自己的情緒狀態，然後不讓這樣的情緒影響到溝通的過程。而發現自身情緒狀態的最簡易方法，就是「做好準備」。面對病人的時候，醫療人員自己情緒是煩躁的？是開心的？還是心有旁騖的？

　　像這個 CASE，在我一早經過了一個半小時的塞車，趕進診間，也還沒稍喘口氣，做好準備溝通的調適，就進入談話過程，我的心情鐵定不佳，甚至可以說，是處在一個混亂氣惱的狀態下。

　　一開始的時候，我並沒有留意到這樣的心情，使得我的說明，雖然跟以往面對這類病人一般無異，但並沒有顧及到這位小姐內心真正的需求。

　　事後自己檢討，發現到，她後來說的話愈來愈少，甚至面無表情、低頭不語，這就代表了她對我的不信任、不再想和我說下去了。

放慢說話的速度

　　雖然我後來有意識到自己似乎有點焦急與不耐搶話，想要試圖緩和並重新說明清楚，但已經無法改變這

位病人對我不佳的互動印象。

　　要怎樣才能夠用最簡單的方式，去發現自己的情緒呢？就是「放慢說話的速度」。有時候醫療人員常會因為具備較高的專業知識，對自己的口語表達太有信心，而使得說話的速度變得太快。這樣反倒會造成自己忽視了表達過程中，自己可能帶有的偏見與情緒。

　　尤其是在解釋病情的時候，試著放慢自己的說話速度，就可以多一點了解自己當下的情緒狀態，適時停頓一下，看看病人或家屬的反應，聽進去了嗎？懂了嗎？也就不會讓這些狀態影響到醫病溝通了。

　　有些醫療人員會跟我一樣，帶著些許的罪惡感結束這一段溝通。當愈常發生這樣的狀況後，為了能減輕自己的罪惡感，大部分的醫療人員多少會選擇冷漠，寧願自己不要再出現這種感覺，才能夠繼續從事這份工作。

　　花點時間學著「做好準備」，就可以簡易地讓自己不再出現這種罪惡感，這樣的用心，病人是會體驗得到的。

第十章

「自我揭露」的同理心

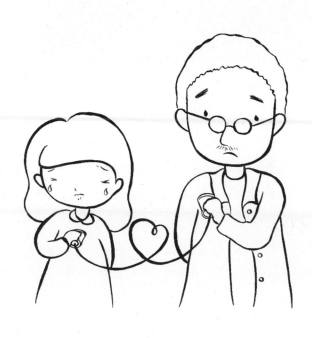

悄悄話

在急重症加護病房中，常見家屬慌亂的必須在極短時間內，被逼著做出一個又一個的決定。

而每個決定，都會影響到他們最親愛家人的「生與死」。這樣的決定過程，是很辛苦的，而且有很多矛盾掙扎、甚至近親間的衝突。

接近加護病房會客時間。

程醫師過來拍著我的肩膀說：「啓正，有一床病人的家屬，麻煩你去幫我溝通看看。」

我心裡想：「程醫師已經是溝通能力很強的了，竟然還會叫我去跟家屬談談，可見一定是遇到了頂麻煩的困難。」

這也算是某種程度的臨危授命吧？

「是家屬主動提出要求，一定要找心理師跟他們談談。」
程醫師特別交代。

剛開始當心理師的時候，碰到溝通高手醫師也沒轍的時
候，自己當然會先「皮皮剉」，硬著頭皮上陣。久而久之，
我早已習慣了這樣的合作模式。但這種家屬自己主動要找心
理師的情況，倒是還滿少見的！推想可能是家屬其中有從國
外回來的，知道這種情況需要心理師的協助？或者是家屬中
有人是學過心理學？

問過程醫師後，原來是一位老先生，病情已經很不好
了，家屬一直在猶豫，到底下一步該怎麼辦？該插管治療
嗎？可是插管之後，到底會變成怎樣？對病情會有益嗎？還
是一樣於事無補？那是否該讓老先生別再受拖磨之苦的走？
在知道整體的狀況後，我認為家屬是因為沒頭緒的焦慮而混
亂，既擔心病人的病況，也不知為病人所做的醫療選擇是否
正確？能不能對病情好轉有幫助？

我盤算著，還是先放下任何的醫療目的，比方說，跟他
們解釋病情、預後可能性，或者是跟他們提及簽署所謂的
DNR（DO-NOT-RESCUE 不施行心肺復甦術）同意書等；而

是先單純地去了解他們心裡在想些什麼？他們的心情如何？
再見招拆招好了。

　　會客時間結束後，我請護士小姐帶著家屬到一間比較大
的衛教會談室。家屬有四位，病人的太太之外，另外三位，
其中一位是排行老二的兒子，另外兩位是病人的女兒。我將
椅子排成圓形，使大家都能夠面對面坐下來談。

　　「你們請坐，我姓楊，是臨床心理師。」我做了很簡單
的自我介紹：「聽程醫師說，你們想要找心理師來談談？」

　　「對！」坐我左前方是病人的小女兒，長年住在國外：
「因為我們真的不知道該怎麼決定爸爸的情況，程醫師提到
爸爸的狀況只能盡人事了，即使插管延續治療，會醒的機會
也不高。而且我爸向來又很怕痛，即便是現在人是昏迷的，
插管對他來說，造成痛苦的感覺，應該還是存在的！」

　　媽媽和大女兒，又哭了起來。

　　「可是，如果我們什麼都不做，爸就這樣要走了，我又
不甘心！父女連心，我知道，他一直熬著等我從美國回來看
他，從小爸就很依我、聽我的話，他這會兒，一定也想等著
我幫他做最恰當的決定！」

　　「我爸不但很怕痛，也認為儀表堂堂對男人來說，是重

要的面子問題。可是醫生說，如果我們決定仍然要拚，勢必會做一大堆的治療。爸的外表會走樣、變很腫、甚至連家屬都會不認不出！我們也不想這樣，如果拚了，會成功也就算了，可是醫師又說成功的機率，是很低很低的！」病人兒子神色茫然。

病人太太拭著淚：「其實，我們已經決定就讓他安安心心的這樣走了！只是，只是……」

我接著說：「割捨不下！」

病人太太放聲哭了出來。

小女兒沒有哭，口氣冷靜：「我們只是想跟你聊聊，因為這段時間我們過得真的很掙扎、很痛苦！」她看看媽媽和啜泣的姐姐：「一方面不知道該如何做決定，一方面媽媽真的很難做人，親友意見，人多又口雜，我們壓力很大，很需要聽聽專業第二意見的說法。」

「嗯，我了解。」我以自身為例：「先跟你們分享一件事，是我自己的親身經驗。我爺爺前幾個月才離開我們，他得的是腎臟方面的癌症。到最後的一段時間裡面，他都住在加護病房裡，意識也已經不是很清醒了！可是，你們知道嗎？他九十多歲了，在走之前的兩三個月，精神還是很不錯，罵起

人來，還很大聲呢！」

「爺爺生病的那段時間，他並不清楚病情。但是他的求生意志很強。一直問我們，怎麼他的病都治不好？一直還是很不舒服呀？怎麼辦？後來進加護病房的時候，他已經沒有意識了，我們大家仍然按照之前的共識決定，不再積極地救治爺爺的生命。」

已經快半年前的事，說來我心裡還是很酸：「雖然……雖然這個決定事後回頭再看，很理性、也很正確，我們不想再讓爺爺受苦了！但是，當時我們一家人的心情，和你們現在一樣，是很煎熬、很掙扎的！」。

「原來你是懂的！」病人兒子訝異的開了口。

大家沉默了好一陣子。

「我就是放不下，想賭一賭！」小女兒恨恨的打破沉默：「真的，爸都等到我回來看他了，他一定想等看看我能不能救他，我就是不想他這樣不拚拚看就走，他也一定還有話想和我說，我也有好多話要跟爸說！」

「其實，妳現在，還是可以在爸爸耳邊，說說妳想告訴他的事情！」我讓語氣輕緩：「不管是難過的、有趣的，只要覺得想要跟他分享的，都可以講！像我自己，知道爺爺不

行了，盡量不讓自己對爺爺有遺憾、有話沒說、沒分享的遺
憾。我是把想和爺爺說的悄悄話，找時間都和爺爺說了。」

「可是我爸聽得到嗎？」小女兒困惑極了。

我點點頭。

她們母女彼此互換眼神。

「唉！」病人太太歎了好長一口氣：「謝謝你，我們母
女，其實也算已經有初步決定了！真的只是很不捨、親戚閒
言冷語讓人很難過，沒辦法走出來坦然面對。尤其老么從小
就跟爸爸特別親……也就像你說的，我們很怕遺憾！」

「我想不論是什麼決定，如果已經是你們家屬彼此討論
過，有了共識，就是一個恰當的決定。」我安慰著他們：「如
果你們還想找我談，也不用客氣。在加護病房的話，可以跟
程醫師提一下；我會固定時間去看你們，請放心。」

後來，我在加護病房又跟他們談了一次，轉出到一般病
房後，也再談過兩次。

病人太太最後一次見到我的時候說：「楊醫師，謝謝
你，我們記得你之前說的，不要有遺憾！所以現在小孩子們
每天來看爸爸時，都會跟爸爸說說話、聊聊天。」她眼神飄
向窗外：「這之前在我們家，是從來都不會發生的……」

醫療端這麼想

「家家有本難唸的經，家族間人多口雜，本來就難面面都顧到！」

「連你們自己家人都搞不定喬不攏了，我們該怎麼辦？」

病人端這麼想

「生離死別的痛，真的很難面對！」

「我需要別人好好聽我說，讓我發洩一下情緒！」

「我盡力了，請幫我證明，決定是對的，讓我不要受那麼多的閒言冷語干擾。」

心理師這麼說

這個小女兒，是會談中唯一沒有痛哭的家屬，但是也是表達意見最多的一個；這樣口語表達與情緒表達的不一致，其實就反映了她內心世界的矛盾與不知所措。

　　而要與她這樣的家屬互動，往往就是醫病溝通中，最困難的部分「矛盾與衝突」的掙扎，也難怪程醫師會來找我幫忙，去跟他們談一談了！

　　面對這樣的家屬，其實就如同媽媽所說的，他們多多少少已經有了些想法與決定了！只是決定的過程是痛苦的，讓他們放不下。因此，不需要再把「傳達訊息，與說服他們做決定」當作是溝通的重點，而是單純的讓他們把情緒與放不下的感受能夠表達出來。

自我揭露，與病人貼近的最佳溝通

　　有時候，因為醫療人員自己也有時間上的急迫性，例如：

　　是不是要插管治療了？

　　是不是該簽 DNR 了？

　　好像應該要轉換病房了？

　　這樣的急迫性，常會使得醫療人員顯得沒時間「等待」家屬表達情緒、沒時間給家屬「支持與關心」。因此，我在會談中提到自己爺爺的例子，是所謂的「自我揭露」，而這也是個很簡單的方法，讓家屬感受到醫療

人員「將心比心」的感同身受,以及對他們的關心。

「自我揭露」在心理諮商的過程中,常被定位為「高層次同理心」之一。也就是說,要等跟病人(或個案)建立起好的諮商關係後,再來運用。

但是就我自己的經驗來說,在醫病溝通中,醫療人員其實已經站在一個相對比較「優勢」的位置。意思是指,病人某種程度上,已經不得不信任他們所面對的這位醫療人員。因此,若能夠讓病人感受到,其實醫療人員也同樣經歷過與他們類似的情形,及如何去面對與解決;有時候反而更能得到病人的信任。

當然,醫療人員的自我揭露,有兩個原則,注意到了,很容易會讓病人或家屬引起共鳴的。

簡潔,不拖泥帶水:

雖然所謂的自我揭露,是表達自己的心情與經驗,但是,病人和家屬,才是醫療人員溝通的對象。自我揭露的目的,並非是讓自己能夠宣洩情緒,而是讓家屬或病人能夠感受到「我們是站在同一陣線」。

經驗分享，而非教導

醫療人員常因為自己的專業角色，造成明明是在分享自己的心情，也變得像是要「教育」病人或家屬，怎麼去面對醫療問題。要記住自我揭露的目的是「分享」，而非「指導」；不需要總想順帶提供病人「衛教訊息」。

一定要注意的是，醫病溝通中的自我揭露，絕非是指醫療人員掏心掏肺地把自己的感受都說出來。

比如對病人或家屬覺得很煩，就跟她說：「妳好煩喲！怎麼都聽不懂我說的話！」而是要「不吝惜說出自己與病人或家屬類似的經驗與感受。」

利用簡單的經驗分享，讓家屬或病人知道「你的為難、妳的痛苦，我懂！」如此一來，醫病溝通的品質，自然會良性互動多了！

後記

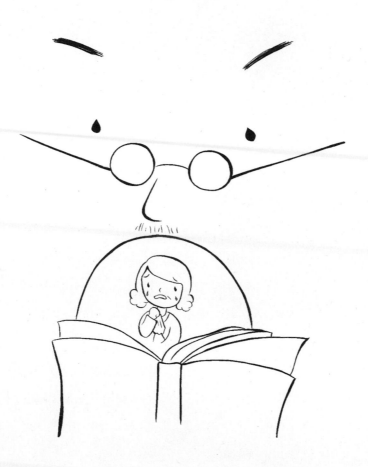

良善的意外

　　從「醫療端這麼想」和「病人端這麼想」的內容中，就可以發現，很多時候並非醫療人員的「錯」！也不是病人的「怨」！而是，這兩群人的想法與心情常常沒有交集！

　　大部分的時候：

　　※ 醫療人員容易卡在：「立意是良善，但表達卻令人意外！」

　　※ 病人或其家屬，常卡在：「總是想說自己在意的事情、情緒的困擾，而忽略了醫療人員的專業訊息！」

　　這樣的「雞同鴨講」，就是醫病溝通的主要障礙。

　　但說穿了，醫病溝通，也只是在一種特定情境之下的

「人與人互動關係」罷了！

　　只是這兩種人，都被賦予了特殊的角色：

　　一邊是「醫療人員」，另一邊則是「病人」或其家屬。

　　最可惜的是，理應最需要良好互動的醫病溝通，反倒因為這樣的角色關係，而失去了最基本的「人」與「人」的溝通能力。

　　對於身為「醫療人員」來說，其實「態度」問題，或許仍然是醫病溝通中最重要、也最難改變的一部分。但是，如果可以從平常的「小動作」，不花時間、不費功夫的開始做出「良好溝通」的行為來，我相信「態度」自然也會循序漸進的產生質變。

　　對於身為「病人」或「其家屬」來說，如果也能知道這些醫病溝通時的小技巧，絕非是要大家在看病的時候，成為「溝通狗仔隊」，去檢視醫療人員是否有做到這些動作！事實上，這些溝通上的小動作，本來就是人與人互動時都可以做的事情，並非就是醫療人員的「義務」、「專利」！如果可以讓這些「小動作」，也成為自己（病人或家屬）與醫療人員互動時的一部分，就可以使醫病溝通過程更流暢，而使醫療訊息的傳達更清楚明確了！

　　從「心理師這麼看」的內容中，其實就可以發現「臨床
心理學」的專業訓練，可以讓「兩個人」或「兩群人」——
醫療人員與病人（或家屬），很簡單地讓彼此更加了解對方，
自然兩人之間的溝通也就更順暢。

　　為什麼「臨床心理學」的訓練這麼有幫助呢？為什麼我
甚至覺得在醫療單位中要有好的醫病溝通，一定要有臨床心
理師從旁協助呢？

　　首先，臨床心理師專注處理的對象在「人」，而非全然
是「疾病」。雖然病人或家屬來到醫療場所中，無非是想要
把自己的病痛給醫好；然而，想要得到妥善照顧與治療的渴
望卻是另一個極重要的心理因素。這個因素，相較於「治癒
疾病」本身，反倒常成為影響醫病溝通是否會順暢進行的關
鍵。臨床心理學的專業訓練，使得臨床心理師更容易與互動
的對象建立起良好「關係」，而這種「心理聯結」會把一開
始的重心放在「對人的關懷」，再來才是「對疾病的處理」。
因此，醫病溝通若由臨床心理師來處理，或是從旁協助，當
然會事半功倍。

　　其次，臨床心理師重視的不只是「治療疾病」，更重要
的是「心理健康」。事實上，不只是病人（或家屬）的心理

健康需要照顧，醫療人員的心理健康，同等重要！

　　雖然，絕大部分的醫病溝通，並不會出現很棘手的狀況
題，而且我相信多數的醫療人員，也會很努力地在經營自己
的醫病溝通關係。然而，當醫病溝通的障礙出現時，就像書
裡的 10 個小故事一般，某種程度上，醫療人員與病人（或
家屬）同樣處在一個「受到負面情緒」影響的狀態。醫療人
員的心情常是「生氣」、「煩躁」、甚至「無奈、沮喪」，而病
人（或家屬）則會是「擔心、焦慮」、「沮喪」、甚至「痛苦」。
臨床心理師的專業，正好就能夠幫助讓這兩方人（醫療人
員，病人及病人家屬）都走出這些負面情緒，自然而然就會
讓彼此之間的溝通更加順利。

　　在國外，尤其是美國，臨床心理師是一個非常高知識、
高收入的行業。大部分在國外的臨床心理師可以成立自己的
心理診所，以時計費；可以在研究中心從事臨床研究；可以
成為法律顧問，專門解決與心理問題有關的法律狀況；也可
以成為每個家庭的家庭心理師，促進家庭的心理健康。

　　提到這些，倒不是要說台灣的臨床心理師，相較於國外
的狀況，有很大的落差；重點是，以「心理健康」而非「疾
病處理」的角度來看時，臨床心理師可以在很多地方扮演很

重要的角色，而非僅是在精神科中從事心理衡鑑與治療業務。當然，醫病溝通的諮詢，也是臨床心理師的專長之一。

因此，對身為「臨床心理師」的我來說，有點自私地要說：不管是「醫療人員」、「病人」或「其家屬」，當「卡」在某一種程度，打結了，都需要有個「臨床心理師」來溝通打圓場；如此一來，自然毫不費力地，不僅能讓醫病溝通更加地順暢，還可以改善求醫問診間，一些不必要的誤解與衝突，心平氣和的一起努力恢復健康，這樣不是很好嗎？

國家圖書館出版品預行編目資料

新三角關係／楊啓正作.
— 初版. — 臺北市：大塊文化，2011.07
面：　　公分. —（ care ； 10 ）
ISBN　978-986-213-263-0（平裝）

1.醫病溝通　2.醫病關係　3.醫學心理學

419.47　　　　　　　　　　100011057

CARE

Good Care ,
Good Living

CARE
Good Care ,
Good Living

CARE
Good Care ,
Good Living

CARE

Good Care ,
Good Living